アップデートはお済みですか？
新規薬剤、血糖コントロール目標などに対応

内分泌代謝疾患レジデントマニュアル

第4版

吉岡成人　NTT東日本札幌病院　副院長
和田典男　市立札幌病院　糖尿病・内分泌内科　部長
永井　聡　NTT東日本札幌病院　糖尿病内分泌内科　部長

■本書の特徴

糖尿病は言うに及ばず、内分泌疾患も専門医だけが診るまれな疾患ではない。社会的にも関心の高い骨粗鬆症を含め、common diseaseとしての内分泌代謝疾患の臨床を簡潔に解説した安定の第4版。甲状腺がんに対する分子標的薬、先端巨大症や原発性副甲状腺機能亢進症の診療薬の新たな保険適用、糖尿病の新しい経口薬、高齢糖尿病患者の代謝管理、血糖コントロール目標など学会ガイドラインの改訂にも対応。

■目次

I 内分泌疾患
common diseaseとしての内分泌疾患の診療
1. 甲状腺疾患
2. 下垂体疾患
3. 副腎疾患
4. 副甲状腺疾患
5. 膵内分泌疾患
6. 性腺疾患
7. 内分泌関連疾患

II 代謝疾患
代謝疾患の診療-検査値を診療にフィードバックする
1. 糖尿病
2. 脂質異常症
3. 痛風、高尿酸血症
4. 肥満とメタボリックシンドローム
5. 骨粗鬆症

付録
1. 内分泌負荷試験
2. 内分泌疾患の主な徴候と鑑別診断
3. 関連WEBサイト

内分泌代謝疾患の診療
アップデートはお済みですか？

甲状腺がんに対する分子標的薬、先端巨大症の新しい治療薬、原発性副甲状腺機能亢進症にCa受容体作動薬、糖尿病の新しい経口薬、血糖コントロール目標、高齢患者の代謝管理およびがんや認知症への対応、骨粗鬆症……
最新のエッセンスを盛り込みました　小さなマニュアルで大きな安心

医学書院

● B6変型　頁384　2017年
定価：本体3,200円＋税
[ISBN978-4-260-03039-7]

医学書院

〒113-8719　東京都文京区本郷1-28-23　[WEBサイト] http://www.igaku-shoin.co.jp
[販売部] TEL：03-3817-5650　FAX：03-3815-7804　E-mail：sd@igaku-shoin.co.jp

循環器ジャーナル 2018 Vol. 66 No. 2 CONTENTS

特集

Structural Heart Disease インターベンション
―「新しい」インターベンションのすべて

企画：林田健太郎（慶應義塾大学医学部循環器内科）

I. TAVI

166　AS患者における適切な治療選択とピットフォール .... 馬原啓太郎

174　中等度〜低リスク患者におけるTAVI vs. SAVR
　　　　現在のエビデンスと今後の課題 .... 渡邊雄介

180　大動脈二尖弁に対するTAVI
　　　　これまでの臨床成績と適応の選択 .... 山中　太

188　冠動脈疾患合併例に対するTAVI .... 長沼　亨

196　腎機能障害合併症に対するTAVI .... 白井伸一・磯谷彰宏・安藤献児

202　TAVIとFrailty .... 加納誠士・志村徹郎・山本真功

210　TAVI後CTと至適抗血栓療法 .... 柳澤　亮

214　TAVIと費用対効果 .... 坂巻弘之・井上幸恵

II. MitraClip

222　MitraClip
　　　　これまでのエビデンスと現在進行中のトライアル .... 鶴田ひかる

230　functional MRに対するMitraClipの適応と治療の実際
　　　　... 中嶋正貴・松本　崇

238　degenerative MRに対するMitraClipの適応と治療の実際 .... 天木　誠

III. 先天性，その他

246 ASD/PDA/VSD closure 治療の適応と実際 .... 原 英彦

250 心筋梗塞後心室中隔欠損に対するカテーテル閉鎖
　　　これまでのエビデンスと治療の実際 .... 多田憲生

256 BPA 治療の適応と実際 .... 内藤貴教・下川原裕人・松原広己

262 PTSMA
　　　これまでのエビデンス，治療成績と治療適応 .... 高見澤 格

274 経カテーテル人工弁周囲逆流閉鎖術の適応と実際 .... 有田武史

IV. 新しいインターベンション

282 PFO closure
　　　最新のエビデンスと今後の展望 .... 赤木禎治

288 左心耳閉鎖デバイス
　　　最新のエビデンスと今後の展望 .... 中島祥文

296 腎動脈アブレーション
　　　最新のエビデンスと今後の展望 .... 東森亮博

302 僧帽弁，三尖弁に対する新しいカテーテル治療
　　　最新のエビデンスと今後の展望 .... 大野洋平

173 バックナンバーのご案内

309 次号予告

310 奥付

特集

Structural Heart Disease インターベンション
―「新しい」インターベンションのすべて

　近年，Structural Heart Disease（SHD：心構造疾患，もしくは構造的心疾患）に対するインターベンションが脚光を浴びつつある．これは従来広く施行されてきた冠動脈インターベンションに対し，「心臓の構造異常」に対するインターベンション，つまり別のジャンルとして捉えられている．

　しかし，これは必ずしも新しいものではなく，例えば1984年にわが国の井上寛治先生が開発され現在世界標準となっている僧帽弁狭窄症に対する経皮的僧帽弁裂開術（percutaneous transvenous mitral commissurotomy；PTMC）[1]や，肥大型閉塞性心筋症（hypertrophic obstructive cardiomyopathy；HOCM）に対する経皮的中隔心筋焼灼術（percutaneous transluminal septal myocardial ablation；PTSMA）[2]は比較的古くから行われてきた．また心房中隔欠損症に対する閉塞栓の治療などは，欧米では比較的早期から導入されている．

　近年，経カテーテル大動脈弁留置術（transcatheter aortic valve implantation；TAVI）に代表される，「新しい」インターベンションが登場し，弁膜症やその他の分野の治療に大きなパラダイムシフトを起こしつつある．そのためSHDインターベンションが再び脚光を浴び，新しい分野のインターベンションとして再登場している．

2002年にフランスでfirst in manが行われたTAVIは，2013年に本邦でも保険償還が得られ，現在既に国内130施設において1万例以上が治療されている．近年のPARTNER 2試験では中等度リスクの患者群において，ついにTAVIが開胸手術より低い死亡率を示しており[3]，既に欧米のガイドラインも中等度以上のリスクがTAVIの適応となっており，今後TAVIが大動脈弁狭窄症治療の第一選択となる時代が来る可能性がある．また僧帽弁閉鎖不全症に対するMitraClipも海外では日常臨床の一部となっており，既に国内治験が終了し2017年に薬事承認を受け，2018年より保険償還される．さらに，左心耳閉鎖デバイス，三尖弁治療デバイスなど，次々と新しいデバイスが開発され，世界で使用されている．

　本特集では，この急速に拡大する分野において，包括的な理解を深めるために，各分野のエキスパートの先生方に執筆をお願いしている．日進月歩であるこの分野の理解を深めるための一助となれば幸いである．

慶應義塾大学医学部循環器内科　林田健太郎

文献

1) Inoue K, Owaki T, Nakamura T, et al : Clinical application of transvenous mitral commissurotomy by a new balloon catheter. J Thorac Cardiovasc Surg 87 : 394-402, 1984
2) Seggewiss H, Gleichmann U, Faber L, et al : Percutaneous transluminal septal myocardial ablation in hypertrophic obstructive cardiomyopathy : acute results and 3-month follow-up in 25 patients. J Am Coll Cardiol 31 : 252-258, 1998
3) Thourani VH, Kodali S, Makkar RR, et al : Transcatheter aortic valve replacement versus surgical valve replacement in intermediate-risk patients : a propensity score analysis. Lancet 387 : 2218-2225, 2016

特集 Structural Heart Disease インターベンション—「新しい」インターベンションのすべて
TAVI

AS患者における適切な治療選択とピットフォール

馬原啓太郎

> **Point**
> ・大動脈弁通過血流速度が4 m/sec未満の症例にclass Ⅰの治療適応はない．
> ・症状が大動脈弁狭窄症（AS）によるものなのかを慎重に検討する必要がある．
> ・二尖弁やリウマチ性ASに対するTAVIの有効性は確立していない．

はじめに

　大動脈弁狭窄の病態を評価するうえで中心的な役割を担うのは経胸壁心エコー図検査である．簡便で侵襲度が低く，繰り返し施行できることから，弁膜症としての重症度，左室機能，心不全の程度などを評価し，臨床へと速やかに反映させることができる．一方で，経食道心エコー図検査は大動脈弁の解剖学的特徴を明らかにすることに優れている．また大動脈弁狭窄に対する経カテーテル的大動脈弁置換術（transcatheter aortic valve implantation；TAVI）においても術中合併症の早期発見に有用である．

大動脈弁の解剖

　大動脈弁は3つの弁葉からなり，それぞれは半月状の形をしている（図1a）．上部はsino-tubular junction近傍にある3つの交連からなり，下部は解剖学的大動脈心室接合部を越えて左室心筋へと付着する．それぞれの弁葉は冠動脈との位置関係で認識できる．左冠尖および右冠尖はそれぞれ左冠動脈および右冠動脈の入口部の直下に存在し，無冠尖は冠動脈と関連しないが心房中隔に近接している．高さや幅，表面積においてそれぞれの弁尖は非常な多様性を有する．バルサルバ洞は大動脈弁付着部（leaflet insetion points）とsino-tubular junctionの間に存在し，大動脈壁が拡大したものである．それぞれのバルサルバ洞はその最下部において弁葉間三角（interleaflet triangle）によって隔てられている．大動脈弁付着部は王冠状に存在し（crown-like ring），本来の弁輪はこれが相当するが，それぞれの弁葉での変曲部位の最下点三点を通る平面を仮想弁輪（virtual ring）としている[2]．この仮想弁輪サイズはTAVIでの人工弁サイズを決定する際に用いられ，楕円であることが知られている（図1b）．

大動脈弁狭窄症

　大動脈弁狭窄症（aortic valve stenosis；AS）とは，大動脈弁の開放が制限されることで，左室に後負荷増大をもたらす疾患である．ASは人口の構造的変化に伴って近年有病率が増加してきており，成人の弁膜症のなかで最も頻度が高い．その成因は先天性（二尖弁，一尖弁），加齢に伴う退行性変化，

まはら　けいたろう　榊原記念病院循環器内科（〒183-0003 東京都府中市朝日町3-16-1）

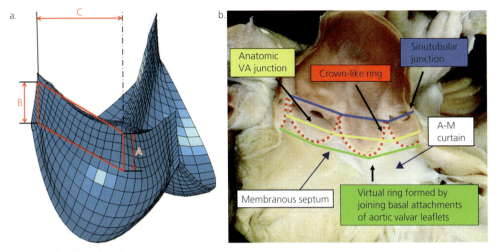

図1 大動脈弁の解剖（a：Sohmer B, et al. Can J Anaesth 60：24–31, 2013 より引用；b：Bloomfield GS, et al. JACC Cardiovasc Imaging 5：441–445, 2012 より引用）
(a) A：medial coaptation height, B：lateral coalition height, C：coaptation length.

リウマチ性が主となる．高齢者では，加齢に伴う退行性変化が多く，若年者では先天性が多く，リウマチ性は日本や欧米の先進国では減少傾向である．

ASの治療戦略を立てるためには，症状の有無，狭窄の重症度，左室機能，合併症の評価が重要である．心エコー図検査は大動脈弁の形態と機能を非侵襲的に評価することができ，ASの診断に最も大きな役割を果たす．心エコー図検査により，ASの存在診断，成因の評価，重症度評価，左室機能の評価が可能となる．さらに，大動脈弁石灰化の程度，大動脈基部および上行大動脈の形態，左室肥大に伴う左室流出路閉塞，僧帽弁や三尖弁などの病変，肺高血圧の有無，左室肥大の程度，1回拍出量などが評価可能である．ただし，石灰化の分布や大動脈基部および上行大動脈の形態においてはCT検査のほうが優ることもある．また，重症度評価において，カテーテル検査での圧較差直接計測が重要な症例も存在する．適切な検査を用いて多面的に評価することが重要である．

ASの心エコー図所見

心エコー図検査では，ASの存在診断，成因評価，重症度評価が可能である．大動脈弁の形態評価を，傍胸骨長軸像および傍胸骨短軸像を中心に行い，弁尖の硬化性変化や可動性，石灰化などについて程度と分布を評価する．二尖弁もしくは一尖弁の可能性についても詳細な観察が必要である．これらの画像をもとに成因を評価していく．経胸壁心エコー図で鮮明な画像が得られない場合には積極的に経食道心エコー図検査を施行するべきである．

大動脈二尖弁は最も頻度の高い先天性心疾患であり，全人口の1～2％に発症するといわれている．短軸像で交連が2つしかなく，開放時の弁口が特徴的な楕円形を呈する．二尖の大小不同や縫線（raphe）を認めることが多い．長軸像では大動脈閉鎖位置の偏移や，開放制限を反映して大動脈弁の収縮期ドーミングを認めることが多い．若年で弁逆流を来すことがあり，また，弁尖に血行力学的な過負荷が加わることにより，経年的に弁尖に肥厚や短縮，線維化，石灰化を来す．このため，硬化性ASに比べて若年のうちに石灰化と弁狭窄が進行する．二尖弁では血行力学的な問題から上行大動脈拡大を来しやすく，上行大動脈の詳細な観察が必要である．また，ほかの先天性心疾患との合併頻度も高く注意が必要である．

リウマチ性AS（図2）は交連の癒着と弁尖自由縁の肥厚を特徴とし，弁腹から弁輪，大動脈壁の変性は強くない．僧帽弁にも病変を同時に認めることが多い．一方，加齢による退行性変化（図3）で

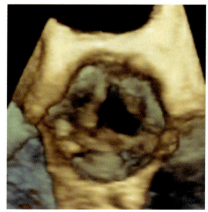

経食道心エコー図　3D　　　　　経食道心エコー図長軸像　　　　　経食道心エコー図短軸像

図2　リウマチ性大動脈弁狭窄
弁尖の肥厚と交連部の癒合を認める．収縮期に大動脈弁尖の doming を認めた．

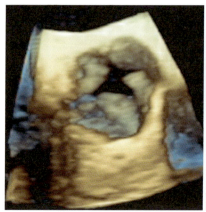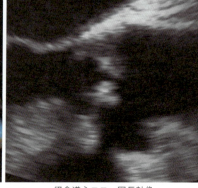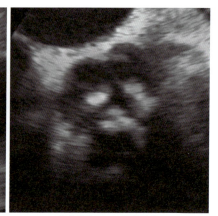

経食道心エコー図　3D　　　　　経食道心エコー図長軸像　　　　　経食道心エコー図短軸像

図3　退行性大動脈弁狭窄
退行性変化による大動脈弁狭窄症．三尖ともに石灰化肥厚し可動性の低下を認めた．

は，弁尖の変化は弁輪部から始まって弁腹から弁自由縁へ向かって広がる．石灰化が弁尖全体に波及すると，弁の可動性が低下し，弁口の狭小化を来す．

AS の重症度評価

断層心エコー図所見で大動脈弁狭窄が疑われる場合には，重症度評価を行う．標準的な指標としては連続波ドプラ法による大動脈弁通過最高血流速度，簡易ベルヌーイ式による収縮期平均圧較差，弁口面積があり，これらによって重症度を評価する[3]．

1 ▪ 大動脈弁通過血流速度による重症度評価

心尖部アプローチにより長軸像を描出し，カラードプラシグナルのガイド下に大動脈弁通過血流に対してドプラビームを平行に投入し，大動脈弁通過血流の最大速度を求める．心尖部のほかに右第二肋間，右鎖骨上窩，時には心窩部アプローチによって最大血流速が得られることがあり，多角的アプローチが必須である．求めた最大速度（V）から，弁口圧較差（P）を簡易ベルヌーイの式 $P=4V^2$ を用いて算出する．これは左室―大動脈間の最大瞬時圧較差であり，心カテーテル法の peak-to-peak 圧較差とは異なる．この根本的な差異を解消するために，弁口通過血流速波形をトレースして平均弁口圧較差を求める．ただし，本法による評価は，1回拍出量や血圧，大動脈弁逆流の有無など様々な因子によって影響を受けるためその解釈には注意が必要であ

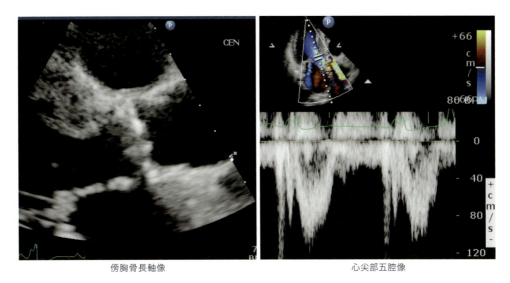

図4 連続の式による大動脈弁弁口面積の算出
傍胸骨長軸像で収縮中期のLVOT径を計測し,LVOTが円形であると仮定してA$_{LVOT}$を求める.次に,心尖部長軸像または五腔像にパルスドプラ法を適応してTVI$_{LVOT}$を求める.また弁口通過血流速が最大となるアプローチで連続波ドプラを適用してTVI$_{Ao}$を求める.

る.また,大動脈基部が狭小化している場合には,圧回復現象(pressure recovery)により,連続波ドプラ法による圧較差が重症度を過大評価する場合がある.左室流出路に加速血流を認める場合にも過大評価となる.このような場合にはカテーテル検査による圧較差計測が評価の参考になる.

2 ▪ 連続の式による重症度評価

連続の式は質量保存の法則の変形であり左室流出路を通過した血流はすべて大動脈弁口を通過することを利用している.狭窄部の弁口面積をAVA,狭窄部の血流速の時間積分値(time velocity integral;TVI)をTVI$_{Ao}$,左室流出路の断面積をA$_{LVOT}$,左室流出路の血流速の時間積分値をTVI$_{LVOT}$とすると,AVA=A$_{LVOT}$×TVI$_{LVOT}$/TVI$_{Ao}$として,狭窄部弁口面積を算出できる.具体的には左室長軸断面で求めた左室流出路の径より同部位の面積A$_{LVOT}$を算出し,次に左室心尖部長軸像にてパルスドプラのサンプルボリュームを左室流出路に置き,同部位での血流速の時間積分値TVI$_{LVOT}$を求める(図4).さらに前述した方法で大動脈弁通過血流速波形を描出し,時間積分値TVI$_{Ao}$を求めることにより,上記計算式にあてはめて,大動脈弁口面積を算出する.ただし,近年,大動脈弁通過血流速度や平均圧較差は高度の基準を満たさないにもかかわらず,連続の式での大動脈弁口面積が1.0 cm^{2}以下となるような症例では直ちに高度とするのではなく,慎重に検討するようにガイドラインにも記載されている.重症度決定に関して優先すべきは大動脈弁通過血流速度と平均圧較差である.

3 ▪ トレース法による重症度評価

超音波診断装置の解像度は年々向上がみられ,大動脈弁短軸像のズームアップ像にて良好な画像が得られるようになった.この像を直接トレースすることによって,弁口面積を計測可能な症例も存在する.さらに経食道心エコー図検査ではより詳細な大動脈弁短軸画像が得られ,正確に弁口面積を計測できる.トレース法においては,大動脈弁を3次元(3D)的にイメージし,最も狭小化している断面で測定することが重要である.3D経食道心エコー図検査を用いての弁口面積の測定も可能となってきている.また,3DCTを用いても良好な画像が得られれば,弁口面積の計測は可能である.ただし,トレース法で求めた弁口面積は連続の式によるものに比して理論的にも大きくなることに留意が必要である.

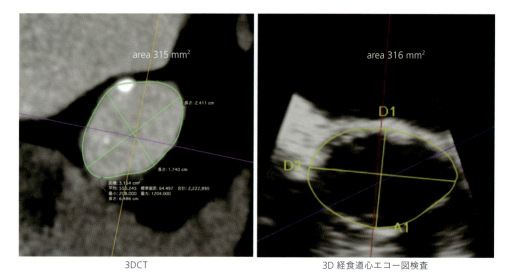

図5 3DCTと3D経食道心エコー図検査による弁輪計測
3D経食道心エコー図検査を用いることで3DCTとほぼ同様の計測結果を得ることができる．

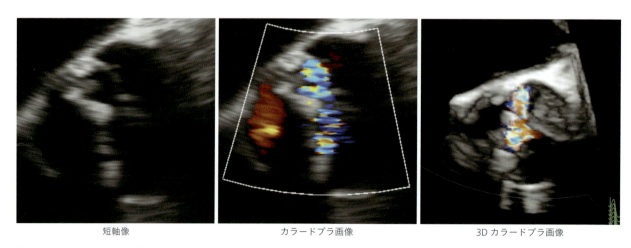

図6 経食道心エコー図検査による二尖弁の診断
バルサルバ洞が比較的3等分に近い症例では二尖弁の診断は難しいが，カラードプラ画像を併用することで可能となる．

TAVI術前評価

　TAVI術前検査として以前は経食道心エコー図検査が用いられていたが，最近は造影CT検査に取って代わられつつある．確かに，石灰化の評価や大動脈弁基部形態の計測に関しては適切に撮像されたものであればCT検査のほうが優れている．しかし，CT検査は造影剤の使用を前提としているために腎機能が低下している症例ではその影響を無視できない．また時間分解能に限界があるために，高齢で呼吸調整ができない症例や，心拍数が速いにもかかわらずβ遮断薬の使用が難しい症例，心房細動や期外収縮などの不整脈を有する症例では良好な画像が得られない．3D経食道心エコー図検査ではこのような症例でも計測が可能であり（図5），術前に施行すべきである．もちろん，術中の早期合併症検出においても経食道心エコー図検査が経胸壁心エコー図検査よりも優れていることはいうまでもない．実際には，弁輪部から左室流出路へと続く石灰化が高度である場合には弁輪破裂の危険性が高いとされており，また弁輪から冠動脈までの距離が短く，バルサルバ洞が小さく，左冠尖および右冠尖先端の石灰化が高度である場合には冠動脈閉塞の危険性が高いとされている．また，二尖弁やリウマチ性ASとの

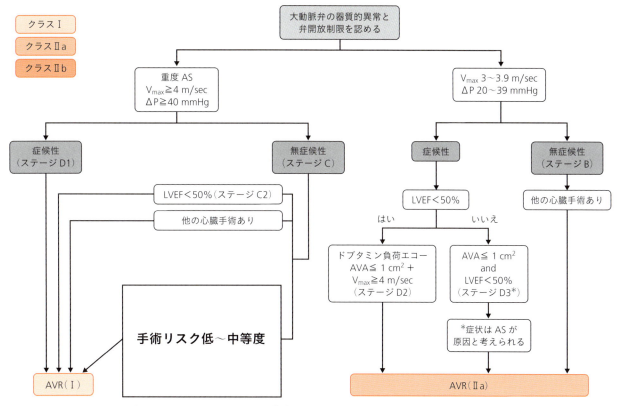

図7 ACC/AHA 2014 ガイドライン　2017 アップデート（文献[4]より引用改変）

鑑別には直接弁尖を明瞭に描出できる経食道心エコー図検査は非常に有用である．特に3Dカラードプラ画像や短軸像でのカラードプラ画像（**図6**）が有用である．ガイドラインのもとになったこれまでのTAVIに関する大規模臨床試験は二尖弁とリウマチ性を除外しており，二尖弁とリウマチ性ASに対するTAVIは基本的には適応外である．二尖弁やリウマチ性ASでは交連部に癒合を認めるために，通常の石灰化弁と同様にはTAVI弁を展開することができない．しかし，実際には，弁を直接目視する外科的弁置換術と異なり，TAVIでは診断が正確につかないまま手技が施行されている症例も多く存在すると考えられる．経胸壁心エコー図検査のみでの二尖弁の診断率は高くない．

侵襲的治療適応について

ガイドラインでは，その治療戦略の柱として自覚症状の有無，ASの重症度を重視していたが，2017年に改訂された米国心臓協会のガイドラインでは無症候性であっても高度であり手術リスクが中等度以下であれば外科的弁置換術（surgical aortic valve replacement；SAVR）の適応とされた[4]（**図7**）．一方で，TAVIは自覚症状があるものにのみ適応とされている．また，TAVIは手術リスクが中等度以上であればハートチームで検討し，TAVIのほうが望ましいとされれば適応となる．無症候性高度大動脈弁狭窄に対するSAVRは高齢者に対してどこまで施行するかなどの問題もあり，2017年夏に改定された欧州心臓病学会のガイドライン[5]では手術リスクが低ければ一律に適応とはしていない．TAVIが一般的な治療となりつつあり，ASの手術適応を決定するうえで手術リスクおよび解剖学的にTAVIが適しているかどうかを術前に評価することが重要となった．

TAVIの出現により高齢者に対する適応を検討することが増えてきている．高齢者ではいわゆる左室駆出率の保たれた心不全（heart failure with preserved ejection fraction）との併存が問題となり，ASが真の高度でなくても心不全となる．また，左

室の狭小化，大動脈基部の狭小化，左室流出路の狭小化などにより，重症度評価が難しくなる症例も多く存在する．2014年のガイドラインからは大動脈弁通過血流速度が4 m/s 未満，平均圧較差が40 mmHg 未満で，弁口面積が1 cm^2 以下となる症例は直ちに高度 AS とせず慎重に検討すべきとなった．高齢者で左室が狭小化している症例ではこのような症例が多く，適応は慎重に検討すべきである．実際に TAVI 施行後に心不全となる症例は存在する．

大動脈弁通過血流速度が4 m/s 未満の，いわゆる low gradient AS に関しては，class I の手術適応は存在せず，慎重に適応を検討すべきというのが米国および欧州のガイドラインの基本的なコンセプトである．欧州のガイドラインには normal flow low gradient に関しては多くは中等度 AS であり，low flow low gradient に関しても EF 50% 以上の症例に関しての評価は challenging であると記載されている．CT での石灰化や大動脈基部の形態など様々な因子を総合的に判断する必要がある．ただし，こういった疾患群にも SAVR より侵襲度の少ない TAVI は有効である可能性があり，米国では中等度 AS で心不全を生じた症例に対する TAVI の有効性を検討する臨床試験（TAVR UNLOAD）が行われている[6]．

総合的評価を目指して

AS は大動脈弁通過血流速度や平均圧較差，弁口面積を指標として重症度を評価する．ただし，AS の本態は，左室に対する後負荷増大による心筋障害および血行動態への影響であり，狭窄によるエネルギー損失である．弁口面積はもちろん重要な指標であるが，弁口面積が小さくなることによって左室がどのような影響を受け，血行動態はどう変化し，末梢へのエネルギーロスがどれほど起こるのかといったことは，それぞれの症例において異なる．AS が心機能へどういった影響を及ぼし，症状の原因となっているかを考え，SAVR もしくは TAVI を施行することによってそれらは改善するのかということを常に念頭に置く必要がある．

文献

1) Labrosse MR, Beller CJ, Robicsek F, Thubrikar MJ : Geometric modeling of functional trileaflet aortic valves : development and clinical applications. J Biomech 39 : 2665-2672, 2006
2) Piazza N, de Jaegere P, Schultz C, et al : Anatomy of the aortic valvar complex and its implications for transcatheter implantation of the aortic valve. Circ Cardiovasc Interv 1 : 74-81, 2008
3) Nishimura RA, Otto CM, Bonow RO, et al ; ACC/AHA Task Force Members : 2014 AHA/ACC Guideline for the Management of Patients With Valvular Heart Disease : a report of the American College of Cardiology/American Heart Association Task Force on Practice Guidelines. Circulation 129 : e521-643, 2014
4) Nishimura RA, Otto CM, Bonow RO, et al : 2017 AHA/ACC Focused Update of the 2014 AHA/ACC Guideline for the Management of Patients With Valvular Heart Disease : A Report of the American College of Cardiology/American HeartAssociation Task Force on Clinical Practice Guidelines. Circulation 135 : e1159-e1195, 2017
5) Baumgartner H, Falk V, Bax JJ, et al ; ESC Scientific Document Group : 2017 ESC/EACTS Guidelines for the management of valvular heart disease. Eur Heart J 38 : 2739-2791, 2017
6) https://clinicaltrials.gov/ct2/show/NCT02661451

MEDICAL BOOK INFORMATION ──────── 医学書院

治療薬マニュアル 2018

監修　高久史麿・矢﨑義雄
編集　北原光夫・上野文昭・越前宏俊

●B6　頁2752　2018年
　定価：本体5,000円＋税
　[ISBN978-4-260-03257-5]

膨大な量の添付文書情報を整理した「便覧情報」に、専門医による「臨床解説」を加えた全医療関係者必携の医療用医薬品情報集。2017年中に収載された新薬を含む、医薬品情報を収録。毎年全面改訂。2018年版は「リスク管理計画（RMP）」の情報がある薬剤便覧に［RMP］アイコンを掲載するほか、最新薬価情報の参照が可能になるよう電子版の機能を強化。2018年4月に予定されている薬価改定にも対応。

バックナンバーのご案内

年4冊刊（1月・4月・7月・10月）　1部定価　本体4,000円+税

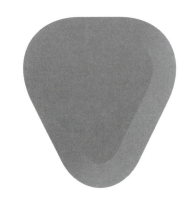

66巻1号（2018年1月号）
循環器診療　薬のギモン
――エキスパートに学ぶ薬物治療のテクニック
企画：坂田泰史

Ⅰ．心不全診療でのギモン／Ⅱ．高血圧診療でのギモン／Ⅲ．虚血性心疾患・SHD診療でのギモン／Ⅳ．不整脈診療でのギモン／Ⅴ．肺高血圧症診療でのギモン

65巻4号（2017年10月号）
ACSの診断と治療はどこまで進歩したのか
企画：阿古潤哉

65巻3号（2017年7月号）
不整脈診療
――ずっと疑問・まだ疑問
企画：村川裕二

65巻2号（2017年4月号）
心電図診断スキルアップ
企画：池田隆徳

65巻1号（2017年1月号）
Clinical Scenarioによる急性心不全治療
企画：加藤真帆人

お得な『年間購読』がオススメです！

① 1冊ずつ購入するよりも**割安な購読料**でお求めいただけます．

- 冊子版　　　　　　　15,480円+税
- 電子版　　　　　　　15,480円+税
- 冊子+電子版／個人　　20,480円+税

② 発行後すぐに**送料無料**でお届けします．

③「電子版」なら，1年分の購読料で『呼吸と循環』(旧誌名) 2000年(48巻)からの**バックナンバーがすべて読み放題**！

▶医学書院ホームページ　http://www.igaku-shoin.co.jp/mag/junkan
または弊社販売部まで　TEL 03-3817-5659／FAX 03-3815-7804

特集 Structural Heart Disease インターベンション―「新しい」インターベンションのすべて
TAVI

中等度〜低リスク患者における TAVI vs. SAVR
現在のエビデンスと今後の課題

渡邊雄介

> **Point**
> - PARTNER1 trial では開胸が不可能である患者に対するTAVIの有効性とハイリスク患者へのTAVIがSAVRと比べ非劣性であると証明した．また，CoreValve US pivotal trial ではハイリスク患者でのTAVIがSAVRに対して有意に死亡率を下げることが証明された．
> - PARTNER2 trial やSURTAVI trial で開胸中等度リスク患者へのTAVIがSAVRと比べて死亡脳梗塞において非劣性が証明された．
> - 2017年のESC/EACTSガイドラインではTAVIとSAVRの選定に当たる推奨ラインが75歳と以前のガイドラインよりも若年に明確に定義された．
> - 開胸低リスク患者へのTAVIとSAVRを比較したPARTNER3 trial が行われ終了し，結果が期待されている．
> - 日本の現状ではTAVIの適応は開胸がハイリスクもしくは不可能な患者となっているが，中等度リスク患者への適応拡大が望まれる．

はじめに

人口高齢化や食生活の欧米化を背景に動脈硬化性の心血管疾患，特に大動脈弁狭窄症（aortic stenosis ; AS）は全世界的に増加の一途をたどっており，ここ日本でも高齢化社会の進行に伴ってAS患者が急増している．

欧米で開発された低侵襲をコンセプトとするASに対する経カテーテル的大動脈弁植込み術（transcatheter aortic valve implantation ; TAVI）は開胸手術がハイリスクである患者のみならず中等度リスク患者まで適応が広がり治療として成熟している．

日本においてのTAVIは，PMDAの薬事承認を得て2013年10月より保険償還となり約4年が経過した．日本でのTAVI実施可能施設は130施設を超え，TAVIの総計も2017年10月現在約10,000件以上施行されて，爆発的に増加しているが，日本の現状ではTAVIの施行は開胸AVRのハイリスクあるいは不可能な患者に限られている．

本稿では世界のTAVIの現在までのエビデンスやガイドラインをまとめ，日本でのTAVIの状況と併せて適応拡大の可能性について概説する．

わたなべ ゆうすけ　帝京大学医学部循環器内科（〒173-8606 東京都板橋区加賀2-11-1）

PARTNER trial

2002年にフランスRuen大学のCribier教授によって開発されたEdwards社の初代SAPIENモデルは，ヨーロッパにて2007年にCE markを取得した．SAPIENシリーズは冠動脈ステントと留置様式が同じくバルーン拡張型であることが特長である．フレームはコバルトクロム製であり，生体弁はウシ心膜を使用している．2010年に発表されたPARTNER trialでは，開胸手術不可能な患者に対してTAVIと内科的薬物治療群とランダム化比較試験を行ったところTAVIが薬物治療群よりも予後が劇的に改善することを示した．また開胸ハイリスクである患者に対してAVRとTAVIのランダム化比較試験を行ったところ，同等の成績が得られることが証明された[1,2]．

PARTNER trialは開胸ハイリスク患者へのTAVIがAVRと同等の成績が得られることを証明し，さらに開胸不可能な患者へのTAVIが薬物治療と比べて優位な有効性を証明した非常に画期的な研究であり，これを受けて欧米各国で開胸ハイリスク患者にTAVIが盛んに行われるようになった．

CoreValve US Pivotal trial

CoreValve US Pivotal trialは米国の45施設で行われ，開胸ハイリスクである797名のAS患者をCoreValveを用いたTAVIとSAVRにランダム化し，2年間の全死亡を比較した試験である[3]．結果，2年間でSAVR群の死亡率が28.6%であるのに対し，TAVI群は22.2%で有意にTAVIの死亡率が低い結果であった（p＝0.04）．またTAVI群，SAVR群で同様に症状の改善がみられた．本試験は，あらゆるカテーテル治療において初めて開胸手術よりも予後の改善を達成した重要な試験であった．

PARTNER2 trial

2014年に発表されたPARTNER2 trialでは開胸手術が中等度リスクの患者においてAVRとTAVIのランダム化比較試験を行った．本試験ではSAPIEN XTのAVRに対する非劣性が示された[4]．さらにPARTNER2 trialの中等度リスクのAVR患者と次世代型モデルのSAPIEN 3を使用したTAVIをpropensity matchingで比較した検討ではSAPIEN 3群がAVRに比較して死亡・脳梗塞で優位性が認められた[5]．

前述したPARTNER trialよりも次世代型のデバイスを使用したAVRとの比較試験であるPARTNER2 trialでは，TAVIの中等度リスク患者へのAVRと比較した有効性，および2年間の中期予後でAVRと比べた優位な傾向を特にTFで認め，これを受けて米国FDAでは開胸中等度リスク患者へのTAVIが新たな適応として認可された．

PARTNER2 costの比較 TAVI vs. AVR

PARTNER2 trialにおけるSAPIEN 3を使用したTAVIとAVRのcostの比較がTCT 2017で発表された．SAPIEN 3-TAVIでは，デバイス費用や手技に関するものが＄37,776で，手技以外の入院費が＄14,259，人件費が＄2,998で総計＄55,033であった．AVRで人工弁や手技に関する費用が＄16,502，入院費が＄37,294で人件費が＄5,403で総計＄59,199と入院全体の費用はAVRのほうが＄4,166高い結果であった．また，1年の比較ではSAPIEN 3-TAVIが＄80,977，SAVRが＄96,489で＄15,511とコストの格差が広がっていた．これはSAPIEN 3-TAVIにより早期退院が可能でコストが大幅に減ったことや，SAPIEN 3-TAVIがAVRよりも1年間での再入院が少ないことが挙げられた．

TAVI開始直後はデバイス費用が高額であり，かなりの高額医療となるため適応を限るべきという意見もみられたが，AVRよりもtotalでは割安になることが判明した．日本と米国で医療事情は異なるが，コスト面に関してほぼ同様であると考えられる．

PARTNER3 trial

開胸中等度リスクの重症AS患者でもTAVIの短

期～中期成績が良好であることが示されたことを受け，low risk 群を対象とした TAVI と AVR のランダム化比較試験（PARTNER3 trial）が行われた．本試験は米国，カナダ，日本の 3 カ国の国際共同治験という形で行われ，当初の予定より繰り上げて 2017 年 10 月で治験が終了となった．結果が非常に期待される．

NOTION trial

PARTNER3 trial に先駆けて，北欧 3 カ国で 70 歳以上の AS 患者を対象に TAVI と AVR のランダム化比較試験が行われ，2017 年の EuroPCR にて結果が発表された．

280 名の患者が TAVI と AVR に無作為化で割り振られた．平均年齢は 79 歳，STS スコアは両群ともに 3 点と多数が開胸 low risk 群であった．4 年間の結果で全死亡，脳梗塞，心筋梗塞のハードエンドポイントで両群ともに統計学的有意差を認めなかったが，有効弁口面積は TAVI 群で有意に増加していた．low risk 群でも TAVI の AVR に対する非劣性を表す重要なエビデンスと考えられる．

SURTAVI trial

SURTAVI trial は PARTNER2 trial と同様に開胸中等度リスクの AS 患者を無作為に TAVI と AVR で割り付け，術後 2 年間の死亡，脳梗塞を primary endpoint とする試験である[6]．PARTNER2 trial と違う点は自己拡張弁である CoreValve もしくは Evolut R を使用している点である．欧米とカナダの 87 施設で 1,746 名が 1：1 で TAVI と AVR に割り付けされた．結果，2 年間の全死亡および脳梗塞に TAVI と AVR を比較して差を認めず，中等度リスク患者でも TAVI の AVR に対する非劣性が証明された．

minimalist approach の広がり

TAVI の適応拡大が進行するにしたがって，より TAVI の良い点を強調すべく minimalist approach と呼ばれる，より低侵襲化した TAVI を行う波が押し寄せている．現行の Edwards 社の SAPIEN 3，および Medtronic 社の Evolut R の両デバイスともにシースの profile が小さくなったことにより大腿動脈アクセスが可能な患者が増えた．経大腿動脈アクセス以外の alternative approach の必要性が減少し，ほぼ 95％ の患者で経大腿動脈アプローチが可能となった．TAVI がより低侵襲化するにしたがって，従来はほとんどの施設で全身麻酔での TAVI を行ってきたが，局所麻酔＋鎮静での TAVI を行うことが可能となりその割合が増加している．局所麻酔の場合は尿道カテーテルや中心静脈カテーテルも不要であるため，さらなる低侵襲化が進んでいる．また，シースの profile が小さくなったことで経皮的血管閉鎖デバイスでの止血が容易となり，血管合併症の発生率が減り治療成績の向上に寄与している．

デバイスの進歩で TAVI の低侵襲化が進むにつれて在院日数の減少も可能になり，従来は術後平均在院日数が TF の場合 7 日間程度であったものが，ペースメーカー植込みが必要でない患者はほぼ 3〜5 日で退院可能となっており PCI のように TAVI を行うことが可能となった．低侵襲および在院日数の減少を総称し minimalist approach と呼んでおり，日本でも広がりを見せている．

ガイドラインの現状

これらの一連の TAVI の適応拡大の流れを受けて，ガイドラインも変化している．PARTNER2 trial の結果を踏まえ，2017 年の ACC/AHA ガイドラインでは中等度リスク患者に対する TAVI が class ⅡA となった（図 1）．最新の 2017 ESC/EACTS ガイドラインでは，AS 患者に対する SAVR の適応は，リスクスコアが low risk でほかに frailty などのリスク因子がないものが推奨（class ⅠB）とされ，それ以外の患者では TAVI か SAVR を各施設で個々の患者を鑑みて決定することが推奨されている．その基準として 75 歳以上，STS スコア 4 点以上，frailty や冠動脈バイパス手術の既往の有無，porcelain aorta や放射線手術の既往などが TAVI favor とさ

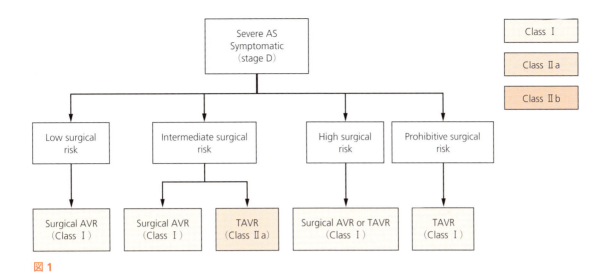

図1

れ，75歳未満，僧帽弁や三尖弁疾患などconcomitantな手術が必要なものはSAVR favorとし各施設のdecision makingに利用されている（**表1**）．特筆すべきなのは，TAVIとSAVRの選定に当たる推奨ラインが75歳と以前のガイドラインよりも若年に明確に定義されたことでTAVIの適応拡大が明確に意識されている．

日本のTAVIの状況

日本においてのTAVIは，2010年4月末からSAPIEN XTモデル（Edwards Lifesciences社）を用いた国内臨床試験（Prevail Japan）の開始が発表され，2011年5月に治験を終了した．そしてPMDAの薬事承認を得て2013年10月より保険償還となり同社のSAPIEN XTが使用可能となった．2016年8月からは次世代最新モデルであるSAPIEN 3が日本でも発売となり，TAVIのさらなる成績向上につながった．また2015年5月にはMedtronic社のCoreValveが保険償還となり，2016年1月から使用されている．2017年1月には次世代の自己拡張型モデルであるEvolut Rが使用できるようになり当初は遅れていたデバイスラグも軽減されつつある．

2013年10月にTAVIが保険償還となり4年以上が経過したが，2017年10月現在でTAVIは日本全国128施設で認定され実施可能となった．TAVI実施施設の増加に従い総TAVI症例数も8,000例を超え，順調に増加している．TAVI件数と施行施設の増加に伴い，安全性が懸念されていたが，保険償還後のpost-marketing dataではSAPIEN XTを植込まれた連続594例中，30日死亡率は1.2%と非常に良好な成績であった．成績良好な理由として，日本特有の施設認定基準やプロクタリングシステムが構築されていること，また各施設のハートチームによる連携が奏功していることが考えられる．また，本分野では欧米が日本に先駆けて経験を蓄積しており，その経験から各ハートチームが学んでいったことが成績の向上につながっていると考えられる．

日本のTAVIの適応拡大の可能性と諸問題

2017年10月の時点において，日本のTAVIの適応は開胸ハイリスクもしくは不可能である症候性重症大動脈弁狭窄症患者となっており，PARTNER1での基準そのままとなっている．前述したエビデンスが示す通り欧米諸外国では中等度リスクまでTAVIの適応は拡大されており，その安全性と中期予後が証明されていることから日本でもTAVIの適応拡大が望まれる．またコスト面からもTF-TAVIはAVRよりも入院から退院後の長期にわたってコストが少ないため医療経済の観点からもTAVIの適応拡大が望まれている．今後デバイスの保険償還価格が下がればその傾向が強まると考えられる．中等度リスク患者で解剖学的条件を満たす患者はTAVI

表 1

	Favours TAVI	Favours SAVR
Clinical characteristics		
STS/EuroSCORE Ⅱ＜4%（logistic EuroSCORE Ⅰ＜10%）		+
STS/EuroSCORE Ⅱ≥4%（logistic EuroSCORE Ⅰ≥10%）	+	
Presence of severe comorbidity（not adequately reflected by scores）	+	
Age＜75 years		+
Age≥75 years	+	
Previous cardiac surgery	+	
Frailty	+	
Restricted mobility and conditions that may affect the rehabilitation process after the procedure	+	
Suspicion of endocarditis		+
Anatomical and technical aspects		
Favourable access for transfemoral TAVI	+	
Unfavourable access（any）for TAVI		+
Sequelae of chest radiation	+	
Porcelain aorta	+	
Presence of intact coronary bypass grafts at risk when sternotomy is performed	+	
Expected patient-prosthesis mismatch	+	
Severe chest deformation or scoliosis	+	
Short distance between coronary ostia and aortic valve annulus		+
Size of aortic valve annulus out of range for TAVI		+
Aortic root morphology unfavourable for TAVI		+
Valve morphology（bicuspid, degree of calcification, calcification pattern）unfavourable for TAVI		+
Presence for thrombi in aorta or LV		+
Cardiac conditions in addition to aortic stenosis that require consideration for concomitant intervention		
Severe CAD requiring revascularization by CABG		+
Severe primary mitral valve disease, which could be treated surgically		+
Severe tricuspid valve disease		+
Aneurysm of the ascending aorta		+
Septal hypertrophy requiring myectomy		+

へと徐々に適応が拡大されると考えられる．

中等度リスク患者へTAVIの適応拡大がされるうえで必ず議論すべきなのがTAVI人工弁のdurabilityについてである．現状の適応では，対象は高齢者であり弁機能不全を起こす前に他の理由で予後が規定される例が多くTAVI弁のdurabilityは現状では明らかになっていない．しかしながら世界中で植込まれているにもかかわらず，早期に人工弁不全を起こす例は非常に少なく，外科的生体弁と変わらないことから，懸念するほどdurabilityが短いということはないというのが現状のコンセンサスである．TAVIはAVRよりも術後の有効弁口面積が大きく術後のpatient prosthesis mismatchが有意に少ないことから長期的な血行動態の改善が得られるため，その点でもdurabilityはそこまで悪いことはないと考えられている．

まだ日本では適応ではないが，今後Valve in Valve, TAVI in TAVIなども可能になる見込みであり，さらにTAVIの可能性は広がっている．

低リスク患者への適応拡大については，PART-

NER3やNOTIONの結果が待たれるところではあるが,おそらくlow risk患者でもTAVIがAVRと比べ急性期から中期の予後が劣ることはないと考えられる.やはり長期予後であるがこちらは70歳台前半の患者が対象であるためAVRのリスクも低く長期予後が確立しているところでありAVR中心のstrategyで進めていくべきであるが,リスクが低くても解剖学的要件がAVR不向き,例えば狭小弁輪であったりporcelain aorta,放射線術後などではTAVIを考慮すべきである.しかしながら今後TAVIの長期予後も外科的生体弁と比べ遜色がないことが明らかになれば,low risk患者への適応拡大が進んでいくものと考えられる.

おわりに

TAVIの現状のエビデンスとガイドラインをまとめ,日本での中等度リスク患者への適応拡大の可能性を中心に概説した.日本ではまだ認められていないが,海外の現状は中等度リスク患者へのTAVIは盛んに行われている.最新のエビデンスではコスト面でもTAVI優位であるため,医療経済の観点からも中等度リスク患者への適応拡大が望まれている.

文献

1) Smith CR, Leon MB, Mack MJ, et al: Transcatheter versus surgical aortic-valve replacement in high-risk patients. N Engl J Med 364: 2187-2198, 2011
2) Leon MB, Smith CR, Mack M, et al: Transcatheter aortic-valve implantation for aortic stenosis in patients who cannot undergo surgery. N Engl J Med 363: 1597-1607, 2010
3) Reardon MJ, Adams DH, Kleiman NS, et al: 2-Year Outcomes in Patients Undergoing Surgical or Self-Expanding Transcatheter Aortic Valve Replacement. J Am Coll Cardiol 66: 113-121, 2015
4) Leon MB, Smith CR, Mack MJ, et al: Transcatheter or Surgical Aortic-Valve Replacement in Intermediate-Risk Patients. N Engl J Med 374: 1609-1620, 2016
5) Thourani VH, Kodali S, Makkar RR, et al: Transcatheter aortic valve replacement versus surgical valve replacement in intermediate-risk patients: a propensity score analysis. Lancet 387: 2218-2225, 2016
6) Reardon MJ, Van Mieghem NM, Popma JJ, et al: Surgical or Transcatheter Aortic-Valve Replacement in Intermediate-Risk Patients. N Engl J Med 376: 1321-1331, 2017

本誌の複製利用について

日頃より本誌をご購読いただき誠にありがとうございます.

ご承知のとおり,出版物の複製は著作権法の規定により原則として禁止されており,出版物を複製利用する場合は著作権者の許諾が必要とされています.弊社は,本誌の複製利用の管理を,一般社団法人出版者著作権管理機構(JCOPY)に委託しております.

本誌を複製される皆様におかれましては,複製のつど事前にJCOPYから許諾を得るか,JCOPYと年間の許諾契約を締結の上,ご利用いただきますよう,お願い致します.

ご不明点がございましたら,弊社もしくは下記JCOPYまでお問い合わせください.

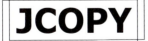

一般社団法人　出版者著作権管理機構(JCOPY)
URL http://jcopy.or.jp　　e-mail info@jcopy.or.jp　　Tel. 03-3513-6969

著作権法は著作権者の許諾なしに複製できる場合として,個人的にまたは家庭内その他これに準ずる限られた範囲で使用すること,あるいは政令で定められた図書館等において著作物(雑誌にあっては掲載されている個々の文献)の一部分を一人について一部提供すること,等を定めています.これらの条件に当てはまる場合には許諾は不要とされていますが,それ以外の場合,つまり企業内(政令で定められていない企業等の図書室,資料室等も含む),研究施設内等で複製利用する場合や,図書館等で雑誌論文を文献単位で複製する場合等については原則として全て許諾が必要です.

複製許諾手続の詳細についてはJCOPYにお問い合わせください.なお,複製利用単価を各論文の第1頁に,ISSN番号と共に表示しております.

㈱医学書院

特集 Structural Heart Disease インターベンション—「新しい」インターベンションのすべて
TAVI

大動脈二尖弁に対する TAVI
これまでの臨床成績と適応の選択

山中 太

> **Point**
> - 大動脈二尖弁症例への TAVI は，新世代デバイス（Sapien 3, Evolut R, Lotus valve）の使用により，三尖弁大動脈弁狭窄症に対する TAVI と同等の結果を得ることができる．
> - 大動脈二尖弁症例への TAVI の成績は，主にレジストリーからの報告であり，適応には，ハートチームによる個々の症例に応じた適切な判断が必要である．
> - 大動脈二尖弁へのカテーテル人工弁とそのサイズ選択には，確立された方法はなく，supra-annulus の面積，周囲長，短径・長径，commissural length など，aortic valve complex 全体の解剖を考慮して決める必要がある．

はじめに

経カテーテル大動脈弁留置術（transcatheter aortic valve implantation；TAVI）は，2013 年 10 月より本邦でも承認され，約 4 年が経過した．デバイスの進歩，ハートチームでの症例経験の蓄積により手技の安全性は高まっている．無作為試験やレジストリーの結果を受けて，AHA，ESC ガイドラインでも，大腿動脈アプローチの TAVI が可能な場合には，中等度開心術リスクに対しても TAVI が考慮されるまで，適応は拡大された[1〜3]．今後，TAVI の適応はさらに広がっていくと予想されるが，人工弁の耐久性の問題などは解決されておらず，個々の症例でのハートチームによる判断が重要になってくると考える．

二尖弁大動脈弁狭窄症に対する TAVI は，カテーテル人工弁の不均一な拡張を来す可能性があり，当初，TAVI の適応から除外されてきた．外科的大動脈弁置換術（surgical aortic valve replacement；SAVR）と TAVI を無作為比較した臨床試験にも，大動脈二尖弁の症例は含まれておらず，二尖弁大動脈弁狭窄症に対する TAVI の成績は，主として海外レジストリーからの報告となる[4,5]．そのため，PARTNER Trial や CoreValve US Pivotal Trial の結果を，大動脈二尖弁の症例に当てはめるには注意が必要である．一方で，SAVR ができない，もしくは高リスク症例は存在するため，二尖弁大動脈弁狭窄症に対して，Sapien 3，Evolut R ともに使用可能である．現在までの報告と当院での経験をもとに，通常の三尖弁大動脈弁狭窄症と比べた大動脈二尖弁の解剖学的特徴，臨床成績，手技のピットフォールと至適デバイスの選択について述べたい．

やまなか ふとし　湘南鎌倉総合病院循環器科（〒247-8533 神奈川県鎌倉市岡本 1370-1）

Commonly used terms	quadricuspid	tricuspid	bicuspid		
Scheme of morphological appearance					
functional characteristics	No of cusps	4	3	2	2	2
	No of raphes	0	0	0	1	2
morphological characteristics				purely bicuspid	potentially tricuspid	
	No of cusps	4	3	2	3 anlagen, (2 under- and 1 fully developed)	3 anlagen, (2 under- and 1 fully developed)
	Size of cusps	non-equal	equal	equal	non-equal	non-equal
	No of commissures	4	3	2	1 under- and 2 fully developed	2 under- and 1 fully developed

図1 Sievers 分類（文献[8]より引用）

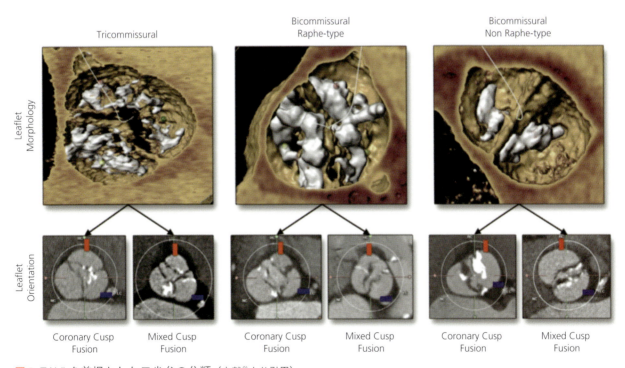

図2 TAVI を前提とした二尖弁の分類（文献[9]より引用）

二尖弁の分類

　大動脈二尖弁は，0.9〜2.0% の頻度と報告されている頻度の高い心臓の解剖学的異常である[6,7]．二尖弁の分類を図1に示す[8]．SAVR の場合，二尖弁の形態そのものより，付随する上行大動脈の拡張の有無や冠動脈の起始異常が問題となる．一方，TAVI を選択した場合，それらの情報に加えて，二尖弁の形態，raphe の存在，大動脈弁輪部の石灰化の有無も重要な情報となる．TAVI の治療選択肢を踏まえた，二尖弁の分類を図2に示す[9]．

　これらの2つの分類の違いは，functional bicus-

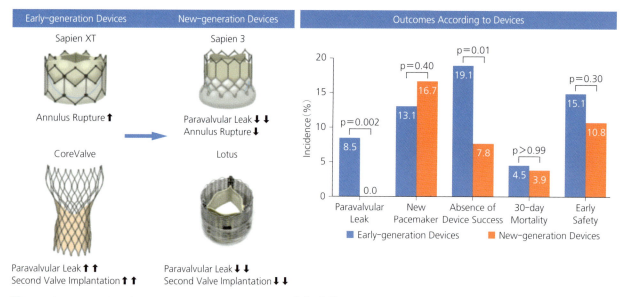

図3 early-generation と new-generation device の周術期成績（文献[11]より引用）

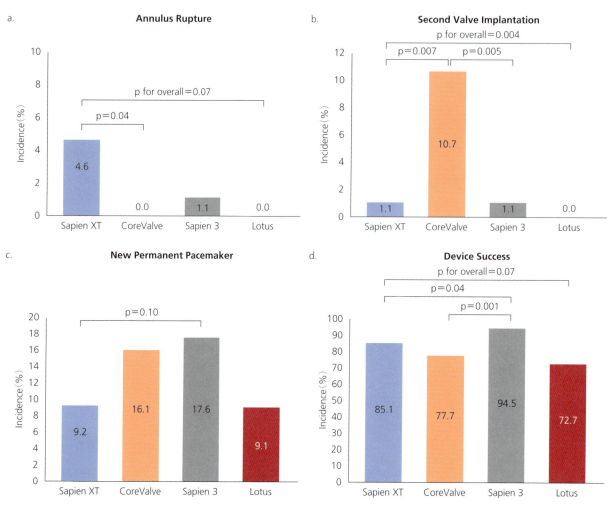

図4 early-generation device と new-generation device，各カテーテル弁の成績比較（文献[11]より引用）

pid aortic valve（acquired bicuspid aortic valve）の概念が含まれているかどうかの違いが大きい．functional bicuspid aortic valve の特徴は，rapheではなく，癒合と表現され，その特徴は，癒合部分が交連部まで到達せずに弁尖にあり，3 つの cuspの大きさが等しいこととされる[10]．TAVI を前提にした場合，癒合部分または raphe 部分もバルーンで拡張されることはないとされているため，functional bicuspid aortic valve でも，raphe を伴う bicuspid aortic valve にしても，カテーテル弁の選択とサイズに大きな差はないと考えられている．むしろ，上行大動脈の拡張や弁輪部の石灰化の有無が，TAVI か SAVR かの選択で重要となってくる．

二尖弁に対する TAVI のエビデンス

　前述のように，無作為化試験の多くでは，二尖弁の症例は除外されているが，大規模レジストリーから二尖弁に対する TAVI の成績が示されつつある．
　Sapien XT や CoreValve などの early-generation devices に比較して，Sapien 3 などの new-generation devices の使用により，術後の人工弁周囲逆流は有意に減少して，手技成功率も高くなると報告されている（図 3, 4）[11]．また，三尖弁大動脈弁狭窄症例と二尖弁大動脈弁狭窄症例をプロペンシティマッチングした TAVI の成績比較では，new-generation devices（Sapien 3, Evolut R）の使用により，術中の SAVR への移行，second valve の留置，新規ペースメーカ留置の頻度は両群に差はなく，手技成功率にも差はなかった（図 5）．また，early-generation，new-generation devices ともに，三尖弁大動脈弁狭窄症の TAVI と比較して，1 年の総死亡率は変わらなかった（図 6）[12]．
　このように，大動脈二尖弁症例に対する急性期の手技成功率や総死亡などの中期予後についての報告は出てきているが，人工弁機能などの長期の報告はほとんどない．カテーテル弁のサイズ選択については後述するが，二尖弁症例では三尖弁症例よりも体格に比して，小さい弁が選択されることが多いので，patient prosthetic mismatch が懸念される．

今後，中等度リスクへの TAVI の適応が拡大された場合，現在の適応年齢より若年で，平均余命の長い症例が対象となってくるので，長期の人工弁機能について検討がより一層重要となる．
　また，前述の論文では，TAVI 後の恒久的ペースメーカ植込み率は，通常の三尖弁大動脈弁狭窄症例と二尖弁大動脈弁狭窄症例では差はなかったが，デバイスの種類によらず，大動脈二尖弁症例では術後のペースメーカ植込み率が高いとの報告もある[10]．右心室ペーシング依存となれば，長期では心機能へ与える影響も考慮されるため，さらなるエビデンスの蓄積が必要となる．

手技のピットフォールと至適デバイスの選択

　二尖弁症例に対して，カテーテル弁の選択とそのサイズ選択には，現在のところ，定まった方法はない．大動脈二尖弁に対して，バルーン拡張型デバイスと自己拡張型デバイスのどちらが優れているかも定まっておらず，むしろ個々の症例において，解剖学的特徴を十分に吟味して，カテーテル人工弁を選択するべきである．
　それぞれのカテーテル人工弁に一長一短がある．Sapien 3 は本邦で最も使用されているデバイスであり，デバイスの delivery や留置の際の技術は浸透しており，懸念されるバルーン拡張時の devise slip も，Sapien XT に比べて Sapien 3 は少ないこと，アウタースカートによる効果で術後の人工弁周囲逆流が少ないことが利点である．二尖弁大動脈弁狭窄症は石灰化が強く，raphe 部分では拡張が得られないため，大きいサイズの弁を選択した場合，大動脈弁輪部破裂の懸念がある．Evolut R は，カテーテル弁留置時の大動脈弁輪部破裂のリスクが少ないこと，再度の位置調整が可能であることが利点であるが，アウタースカート構造がないため，留置後の人工弁周囲逆流が懸念される．次世代の Evolut PRO は，Sapien 3 と同様のアウタースカート構造を備えており，人工弁周囲逆流に対する懸念が少なくなる．Lotus valve（Boston Scientific）は本邦で

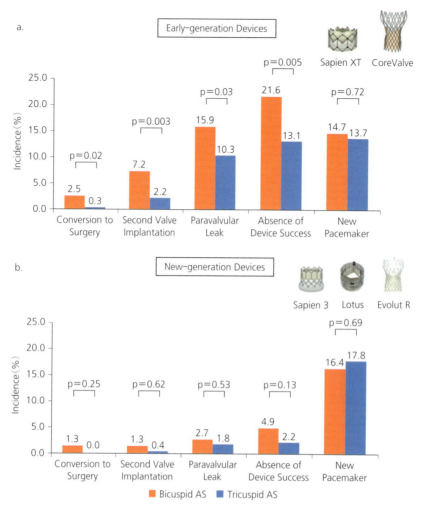

図5 二尖弁(赤)と三尖弁(青)大動脈弁狭窄症の周術期成績(文献[12]より引用)

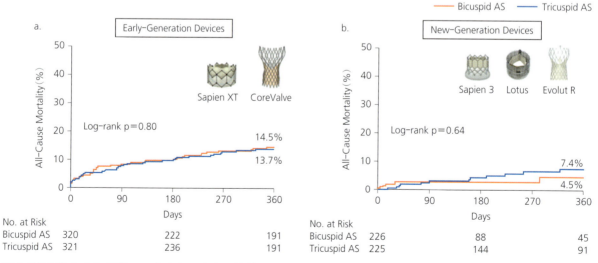

図6 TAVI後の1年予後,二尖弁と三尖弁の比較(文献[12]より引用)

は，まだ薬事承認されてはいないが（2017年10月現在），今後，使用可能となることが見込まれる．弁位置決めの際に，再び弁をシースに収納し移動させることが可能であること（repositioning system），弁周囲逆流を予防するための機構（adaptive seal system）が備わっていることが特徴である．弁輪破裂のリスクが少なく，repositioning可能で，人工弁周囲逆流も防止できるため，良い選択肢の一つとなることが期待される．

　人工弁の種類の選択のほか，そのサイズ選択も定まった方法はない．いずれにしろ，正しいサイズを選択するには，人工弁と対象症例の解剖構造への深い理解が必要となる．重要なことは術後の弁周囲逆流が最小になる種類とサイズを選択することと考える．そして，三尖弁大動脈弁狭窄症例と同様に，弁輪の大きさだけでなく，aortic valve complex 全体の解剖を考慮して最終的にサイズを決定することである．図7 に aortic valve complex の模式図を示す[13]．三尖弁大動脈弁狭窄症の場合，3枚の弁葉付着部の最下点を結ぶ virtual basal ring で構成される平面での弁輪面積，長径，短径，周囲長を総合的に参考にしながら，人工弁のサイズを決定する．

　具体的には，仮想弁輪と，仮想弁輪より3 mm，5 mm，8 mm 上部，それぞれで，短径・長径・面積・周囲長を計測する．また，留置されたカテーテル人工弁の位置によってもシーリングされる場所が異なってくるため，左室流出路の大きさも計測して，適切なシーリングが得られるかどうかも考慮が必要である．適切なシーリングが得られるかどうかの重要な指標として，Sapien 3 を選択した場合には面積より計算した % over size，Evolut R を選択した場合には周囲長より計算した over sizing ratio を計算する．Evolut R の oversizing ratio については，三尖弁大動脈弁狭窄症を対象とした CoreValve のデータではあるが，oversizing rate が 15% 以上となれば人工弁周囲逆流は有意に少ないと報告されている〔sizing Ratio＝(CoreValve Perimeter/Annular Perimeter－1)＊100〕．

　一般に弁輪部の高度石灰化症例には自己拡張型デバイスが望ましいとされるが，弁輪から左室流出路

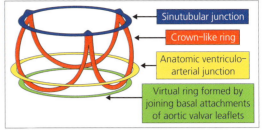
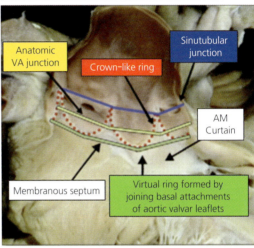

図7　aortic valve complex の模式図（文献[13]より引用）

まで連続する石灰化や，特に複数の石灰化が存在する場合には，石灰化部分で十分なシーリングが得られないこともある．特に oversizing rate が低い症例で人工弁周囲逆流が懸念されるため，弁輪部の石灰化が高度であっても，アウタースカートデザインによる人工弁周囲逆流の防止効果を期待して，あえて，バルーン拡張型デバイス（Sapien 3）を選択することもある．また，raphe 部分では拡張が得られないことを見越して，raphe 部分から対側までの距離も計測して，サイズ選択の参考にする[14]．

　最後に症例を示す．80歳の男性で心不全入院．陳旧性心筋梗塞・低心機能で慢性閉塞性肺疾患・慢性腎不全も併存しており（STS score＝10.997，Logistic Euro score＝27.14），TAVI の方針となった．

　aortic valve complex の解剖を図8 に示す．仮想弁輪部の面積は $660.9\ mm^2$，弁輪周囲径は 94.7 mm である．仮想弁輪の 3 mm 上方でも 5 mm 上方でも，Evolut R 29 mm（治療時に保険償還されている最大径のサイズ）を留置すると仮定した場合，十分な oversizing ratio が得られずに術後の人工弁周囲逆流が懸念された．そのため，仮想弁輪部

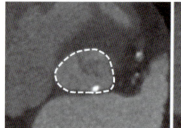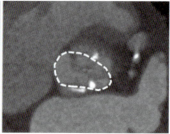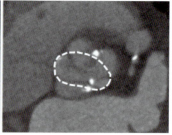

	Annulus	3 mm above Annulus	5 mm above Annulus
Min × Max（mm）	23.5 × 33.8	18.3 × 33.6	18.5 × 33.6
Perimeter （mm）	94.7	86.5	85.5
Area （mm²）	660.9	508.1	508.8

図8 AnnulusとSupra-Annulusの断面図

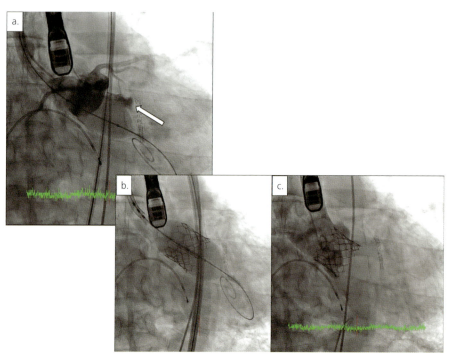

図9 a：バルーン拡張時の同時造影 b：Sapien 3 29 mmを留置 c：Sapien 3留置後の大動脈造影

の5時方向のvulnerable areaに石灰化は認めるが，Sapien 3の29 mmを選択した．ただ，仮想弁輪部の3 mm上方と，5 mm上方は，Sapien 3の26 mmでも可能な大きさであった．このように高さによって至適サイズが異なる症例もあるため，23 mmで前拡張したときの造影所見を確認して，最終的にカテーテル弁のサイズを決める方針とした．図9aは，23 mmのバルーンで前拡張を行った

ときの造影である．その際の左室への逆流が多かったため（図9a 白矢印），Sapien 3 29 mmを留置した（図9b）．留置後の造影でも人工弁周囲逆流はほとんど認められず手技終了となった（図9c）．カテーテル弁のサイズは術前CTで判断することが基本であるが，大動脈二尖弁症例で判断に迷う場合には前拡張時の造影は判断の一助となる．ただし，バルーン拡張時の造影は，造影のタイミングにも影響

を受ける．また，弁輪部に塊状の石灰化がある場合には，同部からの逆流のため弁輪のサイズを過大評価するリスクもあるため注意が必要である．

おわりに

Sapien 3やEvolut Rの新世代デバイスを使用することにより，二尖弁大動脈弁狭窄症の治療も安全に行うことが可能である．しかしながら，冒頭で述べたが，二尖弁大動脈弁狭窄症に対するTAVI後の長期予後や人工弁機能，耐久性については，確立されていない．今後，中等度リスクの三尖弁大動脈弁狭窄症に対してのTAVI症例が増えてくると思われるが，二尖弁大動脈弁狭窄症への適応に対しては，ハートチームでの検討がより一層重要となる．

文献

1) Vandvik PO, Otto CM, Siemieniuk RA, et al : Transcatheter or surgical aortic valve replacement for patients with severe, symptomatic, aortic stenosis at low to intermediate surgical risk : a clinical practice guideline. BMJ 354 : i5085, 2016
2) Thyregod HG, Steinbruchel DA, Ihlemann N, et al : Transcatheter Versus Surgical Aortic Valve Replacement in Patients With Severe Aortic Valve Stenosis : 1-Year Results From the All-Comers NOTION Randomized Clinical Trial. J Am Coll Cardiol 65 : 2184-2194, 2015
3) Leon MB, Smith CR, Mack MJ, et al : Transcatheter or Surgical Aortic-Valve Replacement in Intermediate-Risk Patients. N Engl J Med 374 : 1609-1620, 2016
4) Deeb GM, Reardon MJ, Chetcuti S, et al : 3-Year Outcomes in High-Risk Patients Who Underwent Surgical or Transcatheter Aortic Valve Replacement. J Am Coll Cardiol 67 : 2565-2574, 2016
5) Mack MJ, Leon MB, Smith CR, et al : 5-year outcomes of transcatheter aortic valve replacement or surgical aortic valve replacement for high surgical risk patients with aortic stenosis (PARTNER 1) : a randomised controlled trial. Lancet 385 : 2477-2484, 2015
6) Gray GW, Salisbury DA, Gulino AM : Echocardiographic and color flow Doppler findings in military pilot applicants. Aviat Space, Environ Med 66 : 32-34, 1995
7) Ward C : Clinical significance of the bicuspid aortic valve. Heart 83 : 81-85, 2000
8) Sievers HH, Schmidtke C : A classification system for the bicuspid aortic valve from 304 surgical specimens. J Thorac Cardiovasc Surg 133 : 1226-1233, 2007
9) Jilaihawi H, Chen M, Webb J, et al : A Bicuspid Aortic Valve Imaging Classification for the TAVR Era. JACC Cardiovasc Imaging 9 : 1145-1158, 2016
10) Perlman GY, Blanke P, Dvir D, et al : Bicuspid Aortic Valve Stenosis : Favorable Early Outcomes With a Next-Generation Transcatheter Heart Valve in a Multicenter Study. JACC Cardiovasc Interv 9 : 817-824, 2016
11) Yoon SH, Lefevre T, Ahn JM, et al : Transcatheter Aortic Valve Replacement With Early-and New-Generation Devices in Bicuspid Aortic Valve Stenosis. J Am Coll Cardiol 68 : 1195-1205, 2016
12) Yoon SH, Bleiziffer S, De Backer O, et al : Outcomes in Transcatheter Aortic Valve Replacement for Bicuspid Versus Tricuspid Aortic Valve Stenosis. J Am Coll Cardiol 69 : 2579-2589, 2017
13) Bloomfield GS, Gillam LD, Hahn RT, et al : A practical guide to multimodality imaging of transcatheter aortic valve replacement. JACC Cardiovasc Imaging 5 : 441-455, 2012
14) Arai T, Lefevre T, Romano M : TAVI and Bicuspid Aortic Valve : Check the Inter-Commissural Space! J Heart Valve Dis 24 : 689-692, 2015

特集 Structural Heart Disease インターベンション―「新しい」インターベンションのすべて
TAVI

冠動脈疾患合併例に対するTAVI

長沼 亨

Point

- 経カテーテル大動脈弁植込み術（transcatheter aortic valve implantation；TAVI）前の冠動脈完全血行再建は議論のあるところ（少なくとも，必須とはいえない）．
- 冠動脈ステント留置術（percutaneous coronary intervention；PCI）を先行すると，抗血小板薬2剤併用療法（dual antiplatelet therapy；DAPT）下にTAVIを施行することになり得，TAVI周術期の出血性合併症のリスクが懸念される．
- 植込み時に高頻拍ペーシングが必要となるバルン拡張型のEdwards Lifesciences社SAPIENは，XTから3に進化したことで，前拡張の必要性が乏しくなった．また自己拡張型のMedtronic社CoreValve/Evolut-Rはそもそも高頻拍ペーシングが必要でない．つまり現在の新世代人工弁を用いた洗練されたTAVIストラテジーでは，意図的な血圧低下，冠血流低下時間が極めて短く，冠動脈狭窄のインパクトが小さくなっている．

はじめに

重症大動脈弁狭窄症（aortic stenosis；AS）に対する経カテーテル大動脈弁植込み術（transcatheter aortic valve implantation；TAVI）前の精査で，40～75%の症例において冠動脈有意狭窄が認められると報告されている[1]．そもそもTAVIの適応となるのは，高齢であったり，重篤な併存疾患があったりして，人工心肺下の外科的弁置換術が高リスクと判断される患者層である．つまり，高齢であることに加えて，糖尿病，高血圧症，脂質異常症など古典的なものや，腎機能低下，ステロイド使用など複数の冠動脈硬化リスク因子が揃っていることが多い．TAVI前のCTや冠動脈造影で有意狭窄を認めた場合，いかに対処すべきであろうか．

このような症例，どうしたらよいでしょうか？

まず1例，症例提示させていただきたい．89歳，女性，NYHA class 2．他院より重症ASの診断で当院に紹介された．当院での心エコー図検査でも，大動脈弁口面積：0.54 cm²，平均圧較差：59 mmHg，最大流速5.1 m/秒，LVEF 68%の重症グレードであった．また，CT上は無冠尖と右冠尖の癒合を認め，いわゆるtype-1の二尖弁の疑いであった（図1c）．弁輪計測においては，面積326 mm²，周囲径65.2 mm，短径16.9 mm，長径22.7 mmであった．冠動脈造影では左前下行枝#6に90%狭窄（かつshort left main）を認めた（図1a）．このような冠動脈狭窄を認めた場合，いかに対処すべきであ

ながぬま とおる　新東京病院心臓内科（〒270-2232 千葉県松戸市和名ヶ谷1271）

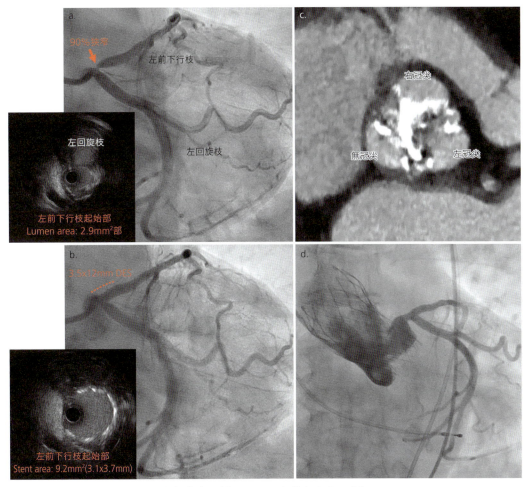

図1 TAVI前に左前下行枝起始部病変に対してPCIを施行した1例

ろうか？

この症例については，病変が左前下行枝起始部にあり，TAVI前に血行再建を施行する方針とした．橈骨動脈アプローチにて，3.5×12 mmの薬剤溶出性ステントを留置し，4.0 mmバルンで高圧で後拡張を施行した（図1b）．治療前のIVUSではlumen area：2.9 mm^2 であったが，治療後のstent area：9.2 mm^2（3.1×3.7 mm）で，ステントは正円形に拡張され圧着良好であった．その3週間後に，局所麻酔下＋セデーション下に穿刺法による大腿動脈アプローチでTAVIを施行した．抗血小板薬はPCI後よりアスピリン＋クロピドグレルの2剤併用を継続していた．16 mmバルンで前拡張後に，Medtronic社Evolut-R 26 mmを留置成功した（図1d）．TAVI後の心エコー図検査では，大動脈弁口面積：1.7 cm^2，平均圧較差：8 mmHg，弁周囲逆流はtrivialのみであった．特に周術期合併症はなく経過良好であったため，術後3日目には自宅退院された．

そもそも，TAVI時に冠動脈狭窄が存在すると何か問題があるのか？

この話を始める前に，本邦におけるTAVIの歴史，旧世代の人工弁について知っておく必要があるので，少しだけ触れさせていただきたい．

本邦では，2013年10月からTAVIが施行開始されたが，当初はEdwards社のSAPIEN XT弁しかなかった．このバルン拡張型人工弁を植込む際には，高頻拍ペーシングで一時的に意図的に血圧を低下（通常は収縮期血圧が50 mmHg以下になるように）させる必要がある（図2）．一般的に，高頻拍ペーシング下に人工弁より一回り小さいサイズのバ

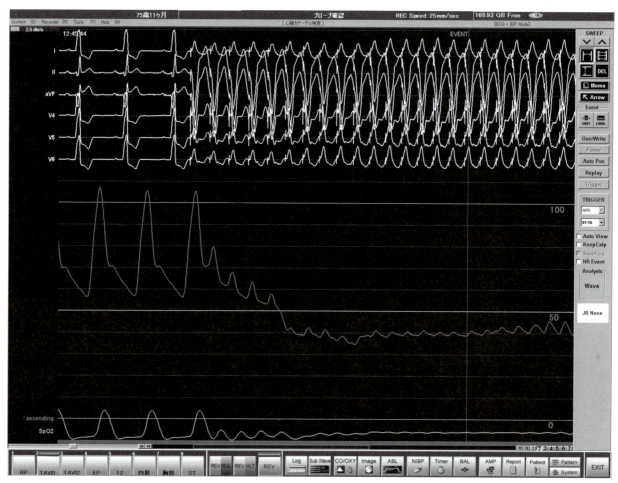

図2 高頻拍ペーシングによる意図的な血圧低下

ルンを用いて前拡張を施行し，続いて，再度高頻拍ペーシング下に人工弁を留置する．オペレータの懸念は，冠動脈狭窄がある状態での高頻拍ペーシングにより血行動態が破綻しないかどうかである．

前拡張のメリットとしては，①狭窄した大動脈弁内への人工弁の通過をスムースにする，②術前のCT，エコーで弁輪サイズが境界程度で悩ましく，前拡張時にバルサルバ洞内に留置したピッグテールカテーテルからの造影でバルン周囲から左室へのリークを確認して，人工弁サイズを最終決定する，③バルン拡張によって弁尖がどれくらい持ち上がるか，また，粗大な弁尖の石灰化がどの程度偏位するかを確認して，冠閉塞や弁輪破裂のリスクを判断する，などがある．加えて，経験の浅いハートチームにおいては，手技の一連の流れ，声掛け（人工呼吸器停止，高頻拍ペーシング開始，収縮期血圧の低下を確認，バルン拡張，造影，バルン収縮，ペーシング中止，バルンを大動脈弁から引き上げる，呼吸器再開）の確認，つまりは人工弁留置のリハーサルという役割もあると思う．十分に血圧が下がらない＝心拍動が残ったままでバルン拡張する，バルンを十分に収縮させる前に高頻拍ペーシングを中止する，バルン拡張が終わってオペレータがほっとしてしまい，大動脈弁内からバルンを引き上げるのを忘れる（その間，心拍出は阻害されている），などはしばしばみられる場面であり，いずれも大変危険である．

現在は Edwards Lifesciences 社 SAPIEN XT 弁から SAPIEN 3 弁に進化し，前拡張の意義は乏しくなった．①については，プロファイルが改善したことにより，前拡張なしで1回の高頻拍ペーシングのみで人工弁を植込む症例も多くなった．ただし，個人的には3尖，特に無冠尖の石灰化が強い症例の場合には人工弁が通過しにくいことがあり，前拡張をお勧めしている．②については，前世代のXT

弁は基本的に造影剤を underfill することで under-expansion できたが，人工弁留置後に拡張不良であると判断しても，基本的には nominal 以上には overexpansion できなかった．メーカー推奨ではないものの，新世代の SAPIEN 3 弁は，ある程度 overexpansion することが可能となり[2]，人工弁サイズ選択については以前よりストレスが少なくなった．③についても同様に，SAPIEN 3 は XT よりも弁輪破裂しにくい構造となっている．

前拡張によるデメリットとしては，手技時間，透視時間が長くなる，造影剤量が増える，大動脈弁や上行，弓部大動脈に付着した血栓，石灰，アテロームなどが塞栓する機会が増えることが挙げられる．

また，2016 年 1 月からは，Medtronic 社の Core-Valve も認可され，これは現在 Evolut-R に進化している．この人工弁は自己拡張型と呼ばれるメカニズムを有し，弁植込み時に高頻拍ペーシングによる過度の血圧低下を必要としない．オペレータの好みにもよるが，自己心拍のまま，もしくは，controlled pacing と呼ばれる手法で，心拍数と血圧を安定させた状態で植込みされる．

以上の通り，デバイスの進化とともに，現在は異なるメカニズムの人工弁を選択可能となり，それから，症例を重ねることによってハートチームおよびオペレータの経験値が上がり，症例によっては前拡張をスキップして，極めて短時間に施術することができるようになった．つまり，冠動脈病変の TAVI におけるインパクトは小さくなったといえる．

TAVI 前に冠動脈病変を見つけた場合どうすればよいのか？

TAVI を予定されている患者の冠動脈病変に対して，TAVI に先行して血行再建を行うべきかどうかの議論がなされてきた[3〜5]．端的にいえば，TAVI「前」の完全血行再建は必須とはいえない，となるだろう．個人的な見解としては，TAVI 前に PCI を施行するべきなのは，左主幹部病変，前下行枝近位部の高度狭窄のみであり，dominant の右冠動脈または回旋枝の近位部病変は要検討，といった印象である．もし左主幹部にステント留置が必要となったら，その後の TAVI 時の主幹部閉塞のリスクを軽減する目的でバルサルバ洞内までステントを突出しておくべきだと考えている．そもそも，われわれ新東京病院とミラノの Antonio Colombo 先生の施設との共同研究である the Milan and New-Tokyo（MITO）Registry のデータからは，左主幹部にステント留置する際には，起始部までステントでカバーしたほうが，ステント内再狭窄が少ないと報告している[6]．

それから，やや論点が異なるが，左主幹部の狭窄が有意ではないが，弁輪からの距離が短い（一般的には 10 mm 以下はリスクがあると考えられている），または/かつ，バルサルバ洞が小さい解剖の場合には，冠閉塞を予防するために冠保護が検討される．TAVI 時の冠保護の方法としては，様々報告されており[7]，①ガイディングカテーテルをかけておくだけ，②冠動脈ガイドワイヤを入れておく，③バルンを冠動脈内に置いておく，④ステントを冠動脈内に置いておく，⑤予め左主幹部（もしくは右冠動脈起始部）にステント留置しておく，などが挙げられる．実際，冠閉塞のリスクは単純に冠動脈起始部の高さの問題だけでなく，弁輪から冠起始部までの距離と自己弁尖の長さの相対的な問題，バルサルバ洞の縦横サイズ，弁尖の石灰化の分布や程度など複雑であり，なかなか予測が難しいと考えられている．実際 TAVI の経験を重ねていくと，術前に散々冠動脈閉塞を懸念したが，結果的に何も起こらなかったり，予想外に主幹部閉塞を起こしたりすることがある．

完全な冠保護法

当院でユニークな冠保護下に SAPIEN 3 を留置した症例をご紹介したい[8]．94 歳，136 cm，36 kg の小柄な女性，LVEF 42％，TAVI 当日朝に心不全の急性増悪あり，ショック状態となったため，緊急で大動脈内バルンパンピングを留置した．術前の CT で左主幹部高さが 7.7 mm であり（図 3a），この状況で冠動脈血流に問題が起こった場合，救命困難と考えられた．予め左主幹部に 3.5×12 mm のステ

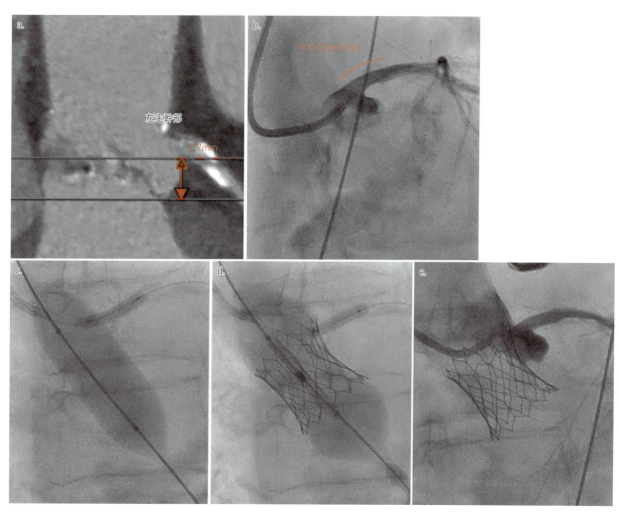

図3 kissing balloon inflation technique を用いた左主幹部保護

ントをバルサルバ洞内に軽度突出させた状態で留置し（図3b），kissing balloon inflation technique を用いて完全に冠保護を行った状態で，15 mm バルンで前拡張（図3c），23 mm の SAPIEN 3（図3d）を留置した．最後に左冠動脈の血流が問題ないことを確認した（図3e）．大動脈弁バルンと左主幹部に留置した冠動脈バルンを同時に拡張するという，冠動脈分岐部病変（本幹/側枝）に対する PCI ストラテジーを参考に考案した，100％ 左主幹部を保護する方法である．

冠動脈病変に対する機能的評価はどうする？

実臨床において，TAVI の適応となるような重症 AS 患者に，アデノシンを使用した冠血流予備量比（FFR）の測定，薬剤負荷シンチグラフィーを行うことは実際躊躇われる．

もちろん，高齢で心肺機能が悪く，足腰の悪い患者達であり，運動負荷試験は現実的ではないだろう．ドブタミンを用いた薬剤負荷心エコーによる心筋虚血診断も選択肢にはあるだろうが，重症 AS に加えて精査を要するような冠動脈病変を有する状態での施行はやはりリスクがあるだろう．

最近の FFR の論文では，重症 AS 患者において，AS 解除前後で FFR 結果が異なる症例があることが報告されており興味深い[9]．薬剤を使用しない瞬時血流予備量比（iFR）の有用性については hot topic の1つであり，最近の研究では，総じて TAVI 前後の値は同等であるが，症例によっては AS の影響を受けているので解釈に注意が必要である，と報告されている[10]．こうした研究結果は，TAVI 前の血行

再建適応の判断が悩ましい症例に出会った場合に参考になるかもしれない．

ただし，注意しておかないといけないのは，そもそも何らかの検査で虚血陽性の結果を得たとしても，そのことがTAVI中の血行動態破綻の予測になる，つまり，TAVI「前」にその冠動脈狭窄を解除したほうがよいかどうかは，結局わからないのである．

TAVI前に血行再建が必要と判断したが，高度石灰化病変であったらどうする？

ハートチームとしてTAVI前に冠動脈治療が必要であるとの判断に至った場合に悩ましいのが，高度石灰化を伴う冠動脈病変に対してどのようにPCIを行うか，である．そもそも多数の併存疾患を要している患者層であり，また年季の入った病変であり，debulkingが必要となり得る．一般的に冠動脈高度石灰化病変に対しては，rotational atherectomy（RA）や特殊なバルン（cuttingやscoring balloon）が選択される．特殊な施設ではエキシマレーザーも検討されるかもしれないが，一般的に使用可能なデバイスではない．最も現実的な選択肢はRAであるが，術中のslow flowにより，血行動態が不安定となることが予想され，重症AS患者においては使用を躊躇するオペレータが多いであろう．TAVIが登場するまでは，重症ASと重症冠動脈病変を併せもつ患者は，外科的弁置換術＋冠動脈バイパス術を受けており（もしくは保存的加療），重症ASの存在下でのRAの有用性，安全性についての文献はこれまで症例報告しかなかった．われわれOCEAN TAVI registryグループは，TAVI前にRAを用いてPCIを施行した患者群について，データを分析し報告している[11]．メカニカルサポート，および，薬剤サポート（カテコラミンによる昇圧や，ニトロプルシド冠注による冠血流改善）下に，日本人の十八番である血管内イメージングを用いて，造影剤量を最小限にしながら，RA PCIを成功させることができる．retrospectiveかつsingle armの研究であるが，重症AS患者におけるRAについての世界初のまとまった報告である（この類の研究は，RCTは現実的ではない）．

PCIを先行した場合のデメリット

PCIを先行することのメリットはTAVI中の血行動態の安定化であるが，デメリットは何であろうか？　抗血小板薬2剤併用療法（dual antiplatelet therapy；DAPT）下による，アプローチ部位の血腫形成などの出血性合併症である．TAVI周術期の出血性合併症は予後予測因子であることは既に報告されている[12]．

当院の基本的な抗血栓薬レジメは，TAVI前からアスピリンを開始し，TAVI後に穿刺部血腫形成など出血性合併症がないことを確認して，クロピドグレルをローディングする，というものである．当初，TAVI前にPCIを先行した場合には，可能であれば半年ほど待って，DAPTを抗血小板薬1剤（single antiplatelet therapy；SAPT）にした状態でTAVIを行っていた．本邦におけるTAVI導入期＝SAPIEN XT時代にはシースは16Fr，18Fr，20Frと太く，また残念ながら弁輪破裂などの合併症のために緊急開胸になる症例もあり，DAPTのインパクトが非常に大きかった．現在はSAPIEN 3への進化により，弁輪破裂のリスクが極めて低くなり[13]，大腿穿刺部についても，Edwards社，Medtronic社いずれの人工弁を用いても，ほとんどの症例において14Frシースで治療可能となり，以前ほどのストレスはなくなった．そのため，現在はPCI施行後に期間を空けずにDAPT下でもTAVIを施行している．また当院では行っていないが，造影剤量や手技，透視時間が許容されるようであれば，PCIとTAVIの同時施行も症例によっては可能であると思われる．

おわりに

TAVI前の冠動脈完全血行再建は必須とは言えない．PCIを先行すると，DAPT下にTAVIを施行することになり得，TAVI周術期の出血性合併症のリ

スクが懸念される．しかしながら，症例によっては，大動脈弁周囲の解剖や冠動脈狭窄部位や程度などを勘案し，TAVI前に血行再建を行うメリットはあるであろう．

現在の新世代人工弁，洗練されたTAVIストラテジーでは，意図的な血圧低下，冠血流低下時間が短く，冠動脈狭窄のインパクトが小さくなったことは間違いない．

文献

1) Goel SS, Ige M, Tuzcu EM, et al : Severe aortic stenosis and coronary artery disease--implications for management in the transcatheter aortic valve replacement era : a comprehensive review. J Am Coll Cardiol 62 : 1-10, 2013
2) Kazuno Y, Maeno Y, Kawamori H, et al : Comparison of SAPIEN 3 and SAPIEN XT transcatheter heart valve stent-frame expansion : evaluation using multi-slice computed tomography. Euro Heart J Cardiovasc Imaging 17 : 1054-1062, 2016
3) Abdel-Wahab M, Mostafa AE, Geist V, et al : Comparison of outcomes in patients having isolated transcatheter aortic valve implantation versus combined with preprocedural percutaneous coronary intervention. Am J Cardiol 109 : 581-586, 2012
4) Van Mieghem NM, van der Boon RM, Faqiri E, et al : Complete revascularization is not a prerequisite for success in current transcatheter aortic valve implantation practice. JACC Cardiovasc Interv 6 : 867-875, 2013
5) Wenaweser P, Pilgrim T, Guerios E, et al : Impact of coronary artery disease and percutaneous coronary intervention on outcomes in patients with severe aortic stenosis undergoing transcatheter aortic valve implantation. EuroIntervention 7 : 541-548, 2011
6) Takagi K, Ielasi A, Basavarajaiah S, et al : The impact of main branch restenosis on long term mortality following drug-eluting stent implantation in patients with de novo unprotected distal left main bifurcation coronary lesions : the Milan and New-Tokyo（MITO）Registry. Catheter Cardiovasc Interv 84 : 341-348, 2014
7) Yamamoto M, Shimura T, Kano S, et al : Impact of preparatory coronary protection in patients at high anatomical risk of acute coronary obstruction during transcatheter aortic valve implantation. Int J Cardiol 217 : 58-63, 2016
8) Naganuma T, Mitomo S, Yabushita H, et al : Kissing balloon inflation in the aortic valve and left main stem : A novel coronary protection technique. Int J Cardiol 223 : 571-573, 2016
9) Pesarini G, Scarsini R, Zivelonghi C, et al : Functional Assessment of Coronary Artery Disease in Patients Undergoing Transcatheter Aortic Valve Implantation : Influence of Pressure Overload on the Evaluation of Lesions Severity. Circ Cardiovasc Interv 9, 2016
10) Scarsini R, Pesarini G, Zivelonghi C, et al : Physiologic Evaluation of Coronary Lesions Using Instantaneous Wave-free Ratio（iFR）in Patients with Severe Aortic Stenosis Undergoing Trans-catheter Aortic Valve Implantation. EuroIntervention, 2017［Epub ahead of print］
11) Naganuma T, Kawamoto H, Takagi K, et al : Can we perform rotational atherectomy in patients with severe aortic stenosis? Substudy from the OCEAN TAVI Registry. Cardiovas Revasc Med 18 : 356-360, 2017
12) Piccolo R, Pilgrim T, Franzone A, et al : Frequency, Timing, and Impact of Access-Site and Non-Access-Site Bleeding on Mortality Among Patients Undergoing Transcatheter Aortic Valve Replacement. JACC Cardiovascular Interv 10 : 1436-1446, 2017
13) Webb J, Gerosa G, Lefevre T, et al : Multicenter evaluation of a next-generation balloon-expandable transcatheter aortic valve. J Am Coll Cardiol 64 : 2235-2243, 2014

MEDICAL BOOK INFORMATION ───── 医学書院

Pocket Drugs 2018

監修　福井次矢
編集　小松康宏・渡邉裕司

●A6　頁1088　2018年
定価：本体4,200円＋税
［ISBN978-4-260-03196-7］

治療薬を薬効ごとに分類し、第一線で活躍の臨床医による「臨床解説」、すぐに役立つ「選び方・使い方」、薬剤選択・使用の「エビデンス」を、コンパクトにまとめた。欲しい情報がすぐに探せるフルカラー印刷で、主要な薬剤は製剤写真も掲載。臨床現場で本当に必要な情報だけをまとめた1冊。2018年版では、運転注意・休薬・投与期間制限等の情報を追加し、コンパクトなサイズのまま、さらに充実。

我らに診断できぬものなし！

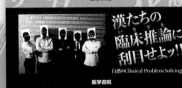

魁!!診断塾
東京GIMカンファレンス激闘編

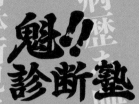

佐田竜一
亀田総合病院 総合内科・内科合同プログラム

綿貫 聡
東京都立多摩総合医療センター 救急・総合診療センター

志水太郎
獨協医科大学 総合診療科・総合診療教育センター

石金正裕
国立国際医療研究センター 国際感染症センター・AMR臨床リファレンスセンター

忽那賢志
国立国際医療研究センター 国際感染症センター

『medicina』の人気連載がついに書籍化！ 東京GIMカンファレンスで実際に提示された症例に挑むのは、某名作漫画を愛する5人の医師。"一筋縄ではいかない"症例に出会ったとき、一流の臨床医は何を考え、どう診断にたどりつくのか。clinical problem solving形式でその流れを追体験し、診断力を鍛えよう！ 連載時の内容にワンポイント解説を加筆し、さらに診断の原則をレクチャーする「塾生心得九カ条」、巻末にはホンネが乱れ飛ぶ"あとがき座談会"を新規収録した、"たのしくて(診断力が)つよくなる"1冊。

診断塾 塾生心得九カ条

- 第一条　診断推論が我々の最強の武器であることを忘れるなかれ！
　　　　難渋する状況を打開するのは自らの信念のみと心得よ！
- 第二条　治療が反応し、改善するまでが診断である！
- 第三条　病歴を映像化せよ！
- 第四条　患者の主訴1つより、illness scriptで考えるべし！
- 第五条　身体所見は獲りに行け！
- 第六条　自分がどのようなセッティングで診察しているのか、常に意識せよ！
- 第七条　1つの疾患が浮かんだら、最低3つは追加で挙げよ！
- 第八条　経過が複雑で困ったときは、患者の解釈モデルに着目せよ！
- 第九条　悩んだときは、先達の下へ走り直接教えを聞け！

●A5　頁272　2017年　定価：本体3,500円＋税 [ISBN978-4-260-03194-3]

医学書院　〒113-8719 東京都文京区本郷1-28-23　[WEBサイト] http://www.igaku-shoin.co.jp
[販売部] TEL：03-3817-5650　FAX：03-3815-7804　E-mail：sd@igaku-shoin.co.jp

特集 Structural Heart Disease インターベンション―「新しい」インターベンションのすべて
TAVI

腎機能障害合併症に対する TAVI

白井伸一／磯谷彰宏／安藤献児

Point
- 腎機能障害は TAVI 施行患者における短期ならびに長期予後における死亡の独立規定因子である．
- 腎機能障害は AKI の発症予測因子であるだけでなく，AKI 自体が短期および長期予後における死亡を増加させる因子である．
- 術前のスクリーニングにおいて MRI は造影 CT とほぼ同等の測定結果であり，代替として使用可能である．

はじめに

　経カテーテル大動脈弁植込み術（transcatheter aortic valve implantation；TAVI）を施行するために必要なステップは①大動脈弁狭窄症（aortic stenosis；AS）の重症度を的確に判定し，②TAVI の的確性の判定，③大動脈弁周囲ならびに大血管，下肢血管の解剖学的評価を行い，④Hybrid OR において弁留置を行うことである．その際，③における Multislice CT の施行ならびに④において弁を適切な位置に留置を行う際には造影剤の使用は不可避であると考えられる．そのため腎機能障害を有している際には術前からの造影剤の使用量を考える必要がある．また，慢性透析患者では，現時点では TAVI の保険償還が得られていないことから，なおさら術前での腎機能障害には留意する必要があると考えられる．今回は腎機能障害患者における TAVI のエビデンス，TAVI 後に腎機能が悪化する急性腎障害（acute kidney injury；AKI）のエビデンス，そして腎機能障害時に代替となる検査ならびに造影剤使用量を減らす工夫を紹介する．

腎機能障害と TAVI のエビデンス

　TAVI に限ったことではなく慢性腎臓病（CKD）は心血管疾患，冠動脈インターベンション，冠動脈バイパス術，外科的大動脈弁置換術など様々な治療において死亡に関しての独立した規定因子と報告されている[1〜4]．

1 ▪ 腎機能障害を有する患者のエビデンス

　山本らはフランスの 2 施設における 642 名の患者群において慢性腎臓病（CKD）の grade が上がる，すなわち腎障害が悪化するにつれ 30 日死亡，さらに 2 年の総死亡が上昇すると報告している[5]（図1）．特に CKD stage4 では CKD stage1＋2 に対して 30 日ならびに 30 日から 2 年までの間の総死亡も高く，CKD stage4 は 30 日ならびに 1 年死亡の，stage 3b は 1 年死亡の独立規定因子である．このことから腎障害の悪化において TAVI の長期成績を毀損する因子であることが理解できる．

　英国において TAVI を施行された UK-TAVI registry では 3,980 名（2007 年 1 月 1 日から 2012 年

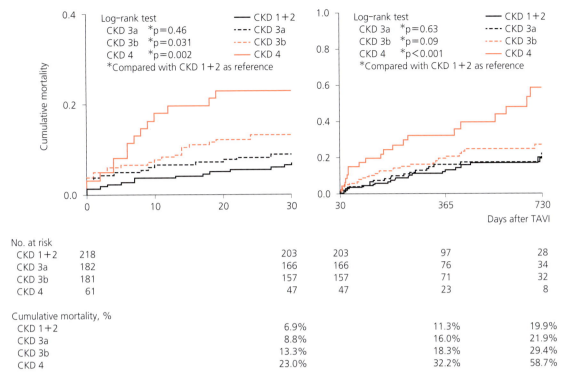

図1 腎障害と長期予後の関係
CKD stage 1＋2 と比較して CKD stage 3b, 4 では 30 日死亡において有意に高く, CKD stage 4 は 30 日から 2 年までの間の死亡も有意に高いことが報告される.

12月31日)の患者を対象とした研究であるが, この患者群において腎機能別の院内予後と長期予後についてのサブ解析が報告されている[6]. 総患者数は 3,980 名であり院内死亡は 205 名（5.2％）であったが eGFR＜45 ml/min/1.73 m^2 という腎機能障害は独立した死亡の規定因子であり eGFR が 10 下がるごとに 8.2％ の死亡率が上昇すると報告されている. また, 長期予後（追跡期間は中央値 543 日）においても院内死亡と同様に eGFR＜45 ml/min/1.73 m^2 は長期予後における死亡の独立規定因子であり eGFR が 10 低下すると 4.4％ の死亡率が増加することが報告された. 4,992 名を解析したメタアナリシス[7]からは CKD stage 3〜5 においては 30 日〔odds ratio（OR）1.44；95％CI 1.08〜1.94〕および 1 年（OR 1.66；95％CI 1.23〜2.25）における総死亡だけでなく 30 日（OR 1.66；95％CI 1.04〜2.67）および 1 年（OR 1.32；95％CI 1.06〜1.63）における心臓死も有意に増加させることが報告された.

2 ▪ 術後の腎機能障害； AKI が及ぼす術後成績

術前の腎機能障害のみならず TAVI の術後合併症である急性腎障害（acute kidney injury；AKI）は発症頻度が 12〜57％ と報告されており, 一度発症すると TAVI の術後短期ならびに長期における死亡の 2〜6 倍リスクであると報告されている[8]. また, AKI の stage によって死亡率の悪化も報告されている（図2）. AKI 発症のリスクとして大量輸血, 末梢血管疾患, 心不全と報告されている. 同様に 32,131 名のメタアナリシス[9]において CKD stage 3〜5 の患者においては死亡のみならず出血性合併症, 脳卒中, AKI が有意に高いことが報告された. 腎機能障害自体が AKI の発症に寄与しており術後に合併する腎機能障害自体がさらなる長期予後の悪化につながっているものと考えられる.

では, TAVI は腎機能に対して本当に悪いことしかしていないのであろうか. 995 例の多施設研究

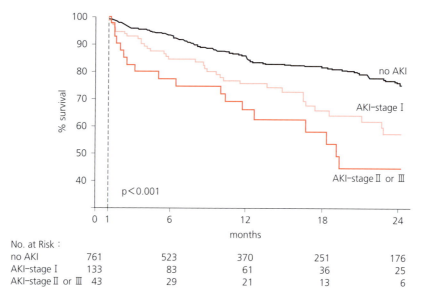

図2 AKI stage ごとの死亡率の比較
AKI を発症していない場合と比較して AKI stage Ⅰ, Ⅱ or Ⅲ と stage が上がるにつれて死亡率が上昇することが報告されている．（文献[8]より引用）

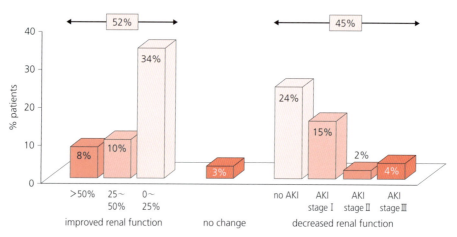

図3 TAVI 後の腎機能変化
術後に腎機能の悪化を来した症例は 45% であり，うち AKI の発症は 21%．その一方で腎機能が改善する症例は 52% であった．（文献[8]より引用）

からは TAVI によって腎機能が改善する症例は 52% である[8]と報告されており，実際には腎機能悪化例よりも頻度が高いことが示されている（図3）．実臨床においても TAVI 後に腎機能が改善する症例をみることは多い印象である．

さらに腎機能が改善した症例では長期予後が良好である[10]ため，腎機能を悪化させない手技を行うことが重要であると考える（図4）．

腎機能障害患者の TAVI の実際

腎機能障害を有している患者に対しての TAVI は前述した通り短期ならびに長期予後も悪く，さらに術中における脳卒中，出血性合併症も多く，さらに AKI の発症率も高い．予後を悪化させないための TAVI に必要とされることとは，①造影剤量を極力少なくする努力と，②合併症を減らすための適切なスクリーニングであると考えられる．

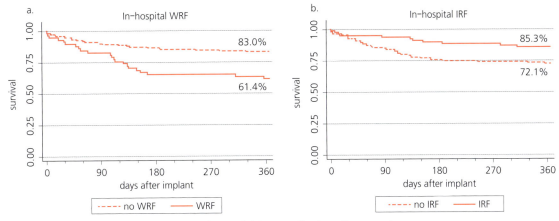

図4 術後の腎機能の悪化ならびに改善した症例での予後（文献[10]より引用）
a：術後腎機能が悪化した症例では悪化のなかった症例に対して予後は明らかに悪いことが示された．
b：術後腎機能が改善した症例においては予後が改善することが示された．

表1 Cardiac MRI（CMR）と経胸壁心エコー（TTE），経食道心エコー（TEE）と多列CT（MDCT）でのaortic valve complexの比較

Variable	CMR vs TTE	CMR vs TEE	CMR vs MDCT
AoA maximum diameter（mm）	5.1±2.8*	4.3±2.6†	0±0.8
AoA minimum diameter（mm）	−0.9±2.2*	−1.6±2†	0.4±1
AoA area（mm²）	70.2±82.1*	44.9±76.1†	4.9±21.2
Aortic valve calcifications（grade 1〜4）	—	—	−0.4±0.2‡
Length of the left coronary leaflet（mm）	—	—	−0.1±0.5
Length of the right coronary leaflet（mm）	—	—	0±0.7
Length of the noncoronary leaflet（mm）	—	—	0.1±0.6
AoA-to-left coronary ostium distance（mm）	—	—	−0.1±1.1
AoA-to-right coronary ostium distance（mm）	—	—	0.1±1.1

Data are presented as mean±SD.
* $p<0.01$ for CMR versus TTE.
† $p<0.01$ for CMR versus TEE.
‡ $p<0.05$ for CMR versus MDCT.
石灰化の程度以外はCMRとMDCTではサイズの差を認めないことが明らかである．TEEはCMR，MDCTと比較して小さめに測定される．

1・スクリーニング

TAVIを安全に施行するために必要な第一歩は解剖学的な評価をイメージングモダリティを用いて行うことである．大動脈弁複合体（aortic valve complex）の評価は適切な大きさの弁を植え込むために，末梢血管の測定は血管合併症を減らすために必要なことである．それらの測定には造影剤を用いたMultislice-CTが主流である．現行の機器では30 ccあれば十分なスクリーニングが可能である．しかし経食道エコー，MRIでのスクリーニングはどこまで可能であろうか．またアクセスルートの測定もCT以外のモダリティにて可能であろうか．

2・MRIでどこまでわかる？

Pontoneら[11]はTAVI予定の患者において経食道心エコー（transesophageal echocardiography；TEE），Cardiac MRI（CMR）とCTとの比較検討を行った．測定項目はannulusの長径，短径，面積，左冠尖（LCC），右冠尖（RCC），無冠尖（NCC）の弁尖の長さ，弁の石灰化そして両側冠動脈までの距離である．表1に示すようにCMRと経胸壁心エコー（transthoracic echocardiography；TTE），TEEと多列CT（MDCT）でのaortic valve complexの比較を行った研究では，石灰化の程度以外はCMRとMDCTではサイズの差を認めなかった．その一方で，TTEならびにTEEなどのエコーのモダリティで

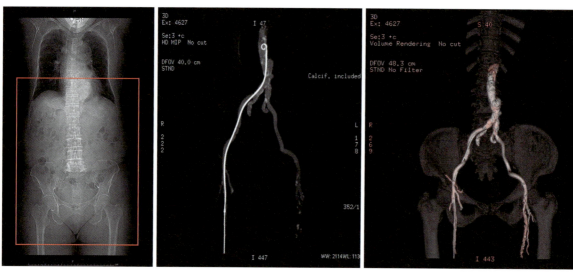

図5 10 cc 造影剤＋40 cc の生理食塩水を用いてインジェクターで下肢のみを造影する方法
カテーテル室で Pig-tail を挿入し CT 室にて造影する．これにより少量の造影剤で下肢の血管の評価が可能である．

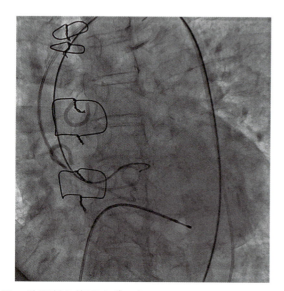

図6 造影剤を使用せずにカテーテルにて perpendicular の設定を行っているところ（豊橋ハートセンター　山本真功先生のご厚意による）
RCC：4Fr PIG155, NCC：4Fr JR4.0, LCC：4Fr AL2＋2 way wire.

は CMR，MDCT と比較して小さめに測定される．このことから CMR での aortic valve complex の測定は代替の方法として十分であることがわかる．そのため単純 CT と CMR を補完的に用いることにより石灰化の分布は単純 CT にて，弁輪ならびにアクセスルートの測定は CMR にて施行することで造影剤を使用せずに測定が可能になると思われる（当院の症例）．

3 ▪ 手技上の Tips

1) half-contrast

山本らの報告によれば[12]，造影剤の量が増加すればするほど AKI の発症が増加するとされており，腎機能障害患者においては術前からの十分な補液と術中の造影剤量をいかに抑えるかが重要になってくる．

TAVI 術中における造影剤の使用は，perpendicular view を決定するとき，さらに弁の留置の際に造影剤を使用することがほとんどであると考えられる．造影剤の使用量を抑える方法として，造影剤と生理食塩水を 1：1 に混合して使用する half contrast を用いると造影剤使用量を減らすことが可能である．

2) 希釈した造影剤で下肢のみ 10 cc で造影

少量の造影剤を用いて下肢の血管のみの評価を行う方法も紹介する[13]．カテーテル室で下肢から Pig-tail を挿入しそのまま CT 室にて 10 cc の造影剤に生理食塩水 40 cc を加え総量 50 cc にしインジェクターを用いて撮影する．これによって下肢の血管の評価が可能である（図5）．

3) no contrast TAVI：perpendicular view の設定および弁の留置

通常は perpendicular view の設定の際に右冠尖に Pig-tail を留置して造影剤を用いて撮影することで施行する（図6）．Sapien 3 の場合は特にこの

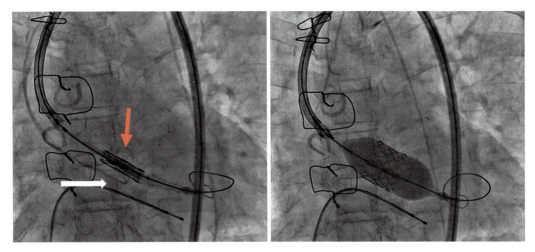

図7 non-contrast valve implantation
RCC（赤矢印）とNCC（白矢印）にそれぞれPig-tailとJR4を置いて目印としてSapien 3を留置．（豊橋ハートセンター　山本真功先生のご厚意による）

perpendicular viewの設定が重要である．

Sapien 3の留置の際にはセンターマーカーがあることで造影剤を使用しなくてもNCCとRCCが認識可能であれば植込みが可能である（図7）．

おわりに

TAVIにおける腎機能障害は長期予後に大きく関与する因子であるが，そのなかには急性腎障害や出血性合併症，脳卒中など予後に大きくかかわる合併症の頻度が高いことも特徴である．合併症を0にはできないものの極力減らす工夫も必要であると考えられる．今後みなさんのTAVIにおける一助になれば幸いである．

文献

1) Matsushita K, van der Velde M, Astor BC, et al : Association of estimated glomerular filtration rate and albuminuria with all-cause and cardiovascular mortality in general population cohorts : a collaborative meta-analysis. Lancet 375 : 2073-2081, 2010
2) Sabroe JE, Thayssen P, Antonsen L, et al : Impact of renal insufficiency on mortality in patients with ST-segment elevation myocardial infarction treated with primary percutaneous coronary intervention. BMC Cardiovasc Disord 14 : 15, 2014
3) Hillis GS, Zehr KJ, Williams AW, et al : Outcome of patients with low ejection fraction undergoing coronary artery bypass grafting : renal function and mortality after 3.8 years. Circulation 114 : I414-419, 2006
4) Thourani VH, Keeling WB, Sarin EL, et al : Impact of preoperative renal dysfunction on long-term survival for patients undergoing aortic valve replacement. Ann Thorac Surg 91 : 1798-1806 ; discussion 1806-1807, 2011
5) Yamamoto M, Hayashida K, Mouillet G, et al : Prognostic value of chronic kidney disease after transcatheter aortic valve implantation. J Am Coll Cardiol 62 : 869-877, 2013
6) Ferro CJ, Chue CD, de Belder MA, et al : Impact of renal function on survival after transcatheter aortic valve implantation (TAVI) : an analysis of the UK TAVI registry. Heart 101 : 546-552, 2015
7) Gargiulo G, Capodanno D, Sannino A, et al : Moderate and severe preoperative chronic kidney disease worsen clinical outcomes after transcatheter aortic valve implantation : meta-analysis of 4992 patients. Circ Cardiovasc Interv 8 : e002220, 2015
8) Nuis RJ, Rodés-Cabau J, Sinning JM, et al : Blood transfusion and the risk of acute kidney injury after transcatheter aortic valve implantation. Circ Cardiovasc Interv 5 : 680-688, 2012
9) Chen C, Zhao Z-G, Liao Y-B, et al : Impact of Renal Dysfunction on Mid-Term Outcome after Transcatheter Aortic Valve Implantation : A Systematic Review and Meta-Analysis. PLoS ONE 10 : e0119817. doi: 10.1371, 2015
10) Blair JEA, Brummel K, Friedman JL, et al : Inhospital and Post-discharge Changes in Renal Function After Transcatheter Aortic Valve Replacement. Am J Cardiol 117 : 633-639, 2016
11) Pontone G, Andreini D, Bartorelli AL, et al : Comparison of accuracy of aortic root annulus assessment with cardiac magnetic resonance versus echocardiography and multidetector computed tomography in patients referred for transcatheter aortic valve implantation. Am J Cardiol 112 : 1790-1799, 2013
12) Yamamoto M, Hayashida K, Mouillet G, et al : Renal function-based contrast dosing predicts acute kidney injury following transcatheter aortic valve implantation. JACC Cardiovasc Interv 6 : 479-486, 2013
13) Joshi SB, Mendoza DD, Steinberg DH, et al : Ultra-low-dose intra-arterial contrast injection for iliofemoral computed tomographic angiography. JACC Cardiovasc Imaging 2 : 1404-1411, 2009.

特集 Structural Heart Disease インターベンション―「新しい」インターベンションのすべて
TAVI

TAVI と Frailty

加納誠士／志村徹郎／山本真功

> **Point**
> - Frailty（フレイル）は TAVI 術後の予後と相関する．
> - TAVI 患者の適応には Frailty を考慮する必要がある．

はじめに

フランスで 2002 年に重症大動脈弁狭窄症（aortic stenosis ; AS）患者に対して，経カテーテル的大動脈弁留置術（transcatheter aortic valve implantation ; TAVI）が世界で初めて施行されて以降，TAVI 治療は世界中へと急速に広がった．国内においても，2013 年 10 月に SAPIEN-XT（Edwards Lifesciences 社）が保険収載されて以降，2017 年 9 月までに 122 施設・約 10,000 例の患者に対して，TAVI 治療が行われた．欧米での TAVI 治療対象患者は，従来の外科的大動脈弁置換術（surgical aortic valve replacement ; SAVR）がハイリスクまたは施行困難と判断された重症 AS 患者だけでなく，大規模臨床試験において SAVR 中等度リスクの患者に対しても，TAVI 治療が有効であるという結果から適応拡大傾向にある[1]．TAVI 治療の普及に伴い手技が一般化され，術者が成熟してきていること，弁の改良やデバイスの著しい進歩により，急性期合併症の発生率は低下してきている．しかしながら，長期予後に関しては，TAVI 導入初期と大きな変化はみられない．TAVI 治療の適応が，超高齢者を含む高齢患者が治療の対象でもあり，非心臓死を改善することは困難であるが，さらなる予後改善のためには，より厳密で適切な症例の選択が大事であると思われる．この適切な症例選択をするうえで，年齢や併存疾患 Logistic-EuroSCORE や The Society of Thoracic Surgery Risk Score（STS-score）により算出した外科手術リスクスコアが汎用されている．しかし今後は，こうした評価法では表せない因子について検討しなければならない．高齢者特有の多角的で総合的な脆弱さの評価，つまり Frailty が非心臓死の予測や予防をする因子として，重要であると考える．

Frailty（フレイル）とは？

Frailty とは，一般的に「生体機能に複数の障害が起きた結果生じる状態，加齢に伴う恒常性の保持能低下や肉体的・精神的負荷に対する受容力の低下により，生理的機能の障害を起こしやすい状態」と定義されている．つまり筋力低下や運動機能低下などの身体機能の問題だけでなく，精神状態や認知機能などの心理的問題，社会的問題などをすべて含んだ複合的な概念と表される（図 1）．また，Frailty が高い患者は，生理的機能の低下に伴い疾患や治療などの侵襲的ストレスに対して不良な転機を来しやすく，この Frailty が手術リスクスコアとは異なる面で侵襲的治療のリスクであることが多くの研究で報告されている[2]．図 2 は，外科的心臓手術患者に

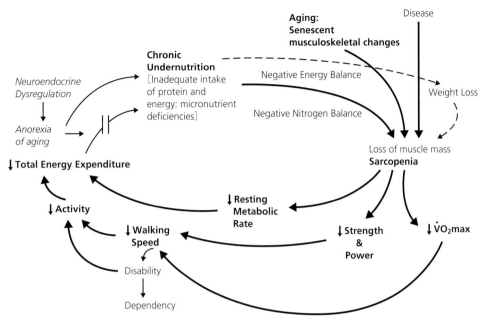

図1 Cycle of Frailty

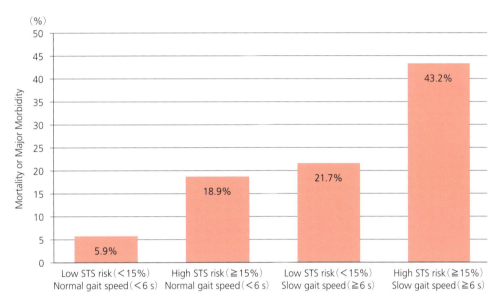

図2 STS risk と gait speed

対し，STS score によるリスクスコアと5m歩行時間で Frailty を比べたものである．やはり，歩行速度が遅いと STS score のリスク評価とは別に，独立した予後予測因子となっている[3]．Frailty は概念的な要素が強く，以下具体的に汎用されている評価方法と TAVI 後の生命予後との関連を検討した報告をまとめる．しかし，この Frailty は不可逆的な全身状態の低下を示してはおらず，適切な介入により改善する可能性も含まれている．

OCEAN-TAVI registry での Frailty の検討

今回われわれは，国内9施設の TAVI ハイボリュームセンターによる多施設共同研究として構成された OCEAN-TAVI registry で 2013 年 10 月から 2016 年 4 月までに施行された 1,215 症例と，新たに 5 施設が加わり 14 施設に拡大された合計 1,613 例において，Frailty に関して TAVI 後患者の予後を

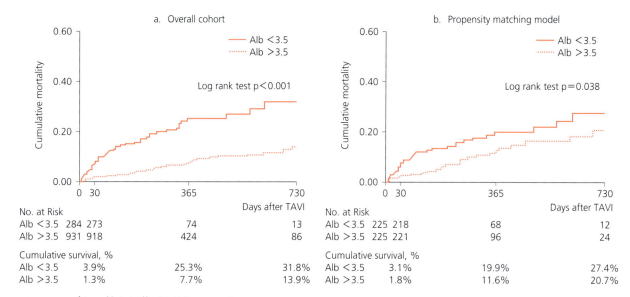

図3 アルブミン値と予後（文献[4]より引用）

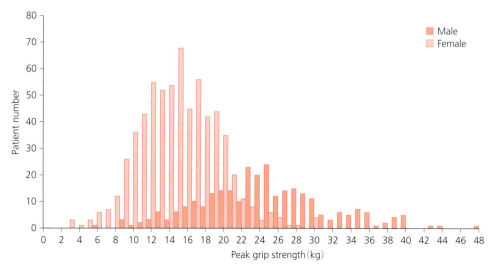

図4 握力の性差（文献[5]より引用）

検討した．

Frailty項目のうち，栄養状態をアルブミン値で，筋力は握力で代用し，運動機能を歩行速度で判定，そして活動性の低下を半定量的な見た目の評価として，clinical frailty scale（CFS）を用いてTAVI術後患者の予後に与える影響を評価した．

1 ▪ 低アルブミン血症

低アルブミン血症に関して，Valve Academic Research Consortium-2に新たなリスクファクターとして記載されたFrailty項目のなかで，血清アルブミン値3.5 g/dlである患者が評価項目の一つとなっている．OCEAN-TAVI registryにエントリーされた全1,215例をアルブミン値が3.5 g/dlを超える群と，3.5 g/dl未満の群に分けて予後とリスク因子に関して2群間で比較したところ，3.5 g/dl未満の群において3.5 g/dlを超えた群に比べて明らかに予後不良であった（図3a）．血清アルブミン値は腎機能，肝機能，悪性腫瘍の有無などにより影響されるため，患者背景を補正するプロペンシ

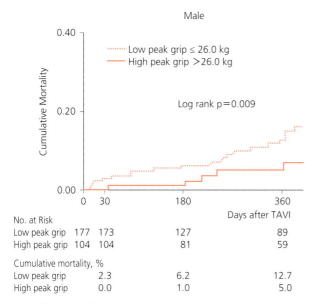
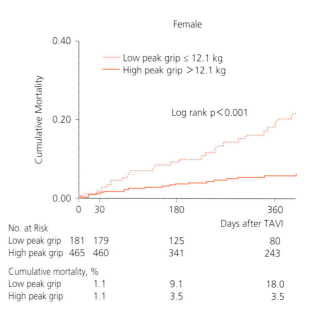

図5 握力と予後（文献5）より引用）

ティー・マッチングによる処理をしたが，この場合も低アルブミン血症の予後は不良であった（図3b）．アルブミンは日常診療で採血することで簡単に測定できる検査値であり，非常に汎用性の高いマーカーとして，TAVIの適応を考慮するうえで重要な指標となると考える[4]．

2 ▪ 握力

握力に関しても，全1,215症例からTAVI前に握力を計測できなかった261例と緊急TAVIとなった27例を除外した927例について検討した．性別により握力の分布が大きく異なることから（図4），男性と女性に分けて比較検討を行った．統計的な手法として生命予後を予測する至適カットオフ値を算出するsurvival Classification And Regression Tree（survival CART）を使用すると，予後を予測する握力の値として，男性26.0 kg，女性12.1 kgと求められた．こちらの数値を使用して，2群間に分類して予後に関して比較検討したところ，全死亡において男女両群で低握力群が高握力群と比較して予後が悪いことが証明され（図5），これらは心臓死に限定すると予後に有意差を認めず，非心臓死において有意差を認めた（図6）．握力の強弱は，術後1年の生命予後を規定する因子であり，死因としては性別に関係なく，非心臓死で顕著となることがわかった．

3 ▪ 歩行速度

歩行速度に関する検討では，全1,613症例のなかから，歩行速度を測定しなかった321例と緊急TAVIの36例を除外した1,256例で，従来から使用されている歩行速度の分類（normal：slow：slowest：unable to walk）での4群比較を行った．5 m歩行時間・もしくは15 feet歩行時間を測定し，normal群（＞0.83 m/sec；n＝563；44.8％），slow群（0.5〜0.83 m/sec；n＝429；34.2％），slowest群（＜0.83 m/sec；n＝205；16.3％），unable to walk群（n＝48；3.8％）の4群について比較し予後を検討した．また，survival CARTで得られたカットオフ値0.385 m/sec（＞0.385 m/sec；n＝1,080 vs. ≤0.385 m/sec；n＝117）で2群比較し，同様に検討した．

4群について1年での累積死亡率は，それぞれ7.6％，6.6％，18.2％，40.7％で，p値＜0.001と有意差をもって，歩行速度が遅くなるごとに死亡率が上昇することが確認され，歩行速度も予後の層別化に有用な指標であることが示唆された（図7a）．また，survival CARTで測定した2群間でも，7.7％ vs. 21.9％，p＜0.001と有意差をもって，歩行速度0.385 m/sec未満で予後不良であった（図7b）．歩行速度が0.385以上0.5 m/sec未満の症例

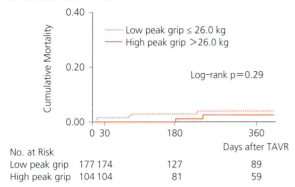
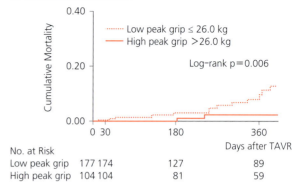
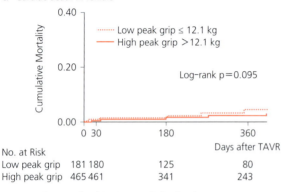
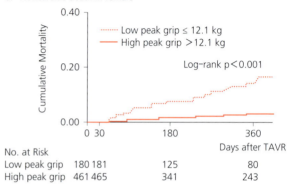

図6 握力と予後（心臓死と非心臓死）（文献[5]より引用）

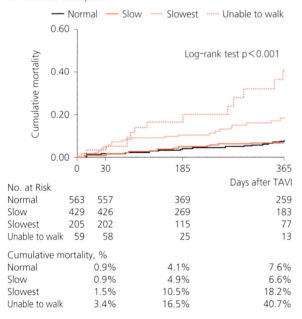
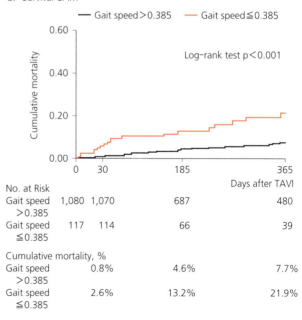

図7 gait speed と予後

は，統計学的有意差をもって予後が不良であった．特に，歩行できない群の1年死亡率が40.7%であることは，このような症例に対するTAVIの治療方針決定に際して慎重に議論する必要性を喚起するものと考える．

Clinical Frailty Scale*

1 Very Fit – People who are robust, active, energetic and motivated. These people commonly exercise regularly. They are among the fittest for their age.

2 Well – People who have **no active disease symptoms** but are less fit than category 1. Often, they exercise or are very **active occasionally**, e.g. seasonally.

3 Managing Well – People whose **medical problems are well controlled**, but are **not regularly active** beyond routine walking.

4 Vulnerable – While **not dependent** on others for daily help, often **symptoms limit activities**. A common complaint is being "slowed up", and/or being tired during the day.

5 Mildly Frail – These people often have **more evident slowing**, and need help in **high order IADLs** (finances, transportation, heavy housework, medications). Typically, mild frailty progressively impairs shopping and walking outside alone, meal preparation and housework.

6 Moderately Frail – People need help with **all outside activities** and with **keeping house**. Inside, they often have problems with stairs and need **help with bathing** and might need minimal assistance (cuing, standby) with dressing.

7 Severely Frail – **Completely dependent for personal care**, from whatever cause (physical or cognitive). Even so, they seem stable and not at high risk of dying (within ~ 6 months).

8 Very Severely Frail – Completely dependent, approaching the end of life. Typically, they could not recover even from a minor illness.

9 Terminally Ill – Approaching the end of life. This category applies to people with **a life expectancy <6 months**, who are **not otherwise evidently frail**.

Scoring frailty in people with dementia

The degree of frailty corresponds to the degree of dementia. Common **symptoms in mild dementia** include forgetting the details of a recent event, though still remembering the event itself, repeating the same question/story and social withdrawal.

In **moderate dementia**, recent memory is very impaired, even though they seemingly can remember their past life events well. They can do personal care with prompting.

In **severe dementia**, they cannot do personal care without help.

*1. Canadian Study on Health & Aging, Revised 2008.
2. K. Rockwood et al. A global clinical measure of fitness and frailty in elderly people. CMAJ 2005;173:489-495.

© 2007-2009. Version 1.2. All rights reserved. Geriatric Medicine Research, Dalhousie University, Halifax, Canada. Permission granted to copy for research and educational purposes only.

図 8 Clinical Frailty Scale

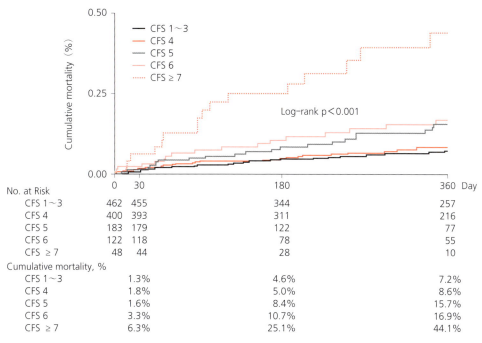

図 9 CFS 分類と予後（文献[8]より引用）

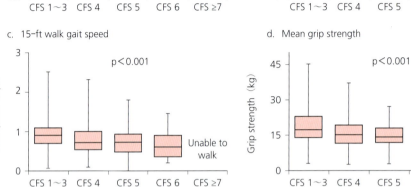

図10 CFS分類とFrailty項目との相関（文献[8]より引用）

4 ▪ CFS

CFSは，特殊な評価方法でなく，患者の容姿や問診から確認できるADLや全身状態に応じて9つの段階に分類した簡易スケールである（図8）．専門的評価方法でないスケールであり，主観的評価であるにもかかわらず高齢者の予後を評価する有用な指標であることが報告されている[7]．このCFSによる評価を行い，TAVIを施行した1,215例を，CFS 1〜3，CFS 4，CFS 5，CFS 6，CFS≧7の5群に分類して，予後に関する比較検討を行った．結果はCFSグレードが上昇するごとに階段状に予後が悪化するというものであり，TAVI患者においても，簡便な半定量的指標の有用性が確認された（図9）．特に，CFS≧7のグループでの1年死亡率は44.1%であることは，歩行できない群と同じように，TAVIの適応を考えるうえで重要な情報である．また，CFSは主観的な評価方法であるが，その他のFrailty項目として血清アルブミン値，握力，歩行速度とも有意な相関を示した（図10）．握力や歩行速度は欠損値が存在する一方で，CFSは見た目の測定方法であるため，欠損値は存在していない．主観的で半定量的な評価項目であるCFSだが，定量的な指標と高い相関関係を示す正確な予後予測因子であるため，術前評価の意義は高いと考える[8]．

おわりに

本稿では，TAVIにおけるFrailtyとの関わりを中心に説明した．上述のアルブミン値，歩行速度や握力，CFSなどは，いずれも非常に汎用性の高いマーカーであり，TAVIの適応を考慮するうえで重要な指標となると思われる．今後の課題として，このFrailtyの高い患者に対し，TAVIを施行したとしても，治療効果そのものが乏しいのか，治療介入により改善する可能性を含んでいるのかを明らかにする必要がある．また，予後改善のためには，医師だけでなく，看護師や作業療法士，ソーシャルワーカーなど多職種で連携をとり，TAVI治療後も包括的なケアが必要と思われる．

文献

1) Nishimura RA, Otto CM, Bonow RO, et al : 2017 AHA/ACC Focused Update of the 2014 AHA/ACC Guideline for the Management of

Patients With Valvular Heart Disease : A Report of the American College of Cardiology/American Heart Association Task Force on Clinical Practice Guidelines. J Am Coll Cardiol 11 : 252-289, 2017
2) Afilalo J, Karunananthan S, Eisenberg MJ, et al : Role of frailty in patients with cardiovascuiar disease. Am J Cardiol 103 : 1616-1621, 2009
3) Afilalo J, Eisenberg MJ, Morn JF, et al : Gait speed as as incremental predictors of mortality and major morbidity in elderly patients undergoing cardiac surgery. J Am Coll Cardiol 56 : 1668-1676, 2010
4) Yamamoto M, Shimura T, Kano S, et al : Prognostic value of hypoalbuminemia after transcatheter aortic valve implantation (from the Japanese multicenter OCEAN-TAVI registry). Am J Cardiol 119 : 770-777, 2017
5) Kagase A, Yamamoto M, Shimura T, et al : Gender-specific grip strength after transcatheter aortic valve replacement in elderly patients. JACC Cardiovasc Interv, 2017 [In press]
6) Kano S, Yamamoto M, Shimura T, et al : Gait speed can predict advanced clinical outcomes in patients who undergo transcatheter aortic valve replacement : Insights from a Japanese multicenter registry. Circ Cariovasc Interv, 2017 [Epub ahead of print].
7) Gregorevic KJ, Hubbard RE, Lim WK, Katz B : The clinical frailty scale predicts functional decline and mortality when used by junior medical staff : a prospective cohort study. BMC Geriatr 16 : 117, 2016
8) Shimura T, Yamamoto M, Kano S, et al : Impact of the Clinical Frale Scale on Outcomes After Transcatheter Aortic Valve Replacement. Circulation 135 : 2013-2024, 2017

循環器ジャーナル

2018年1月号 [Vol.66 No.1　ISBN978-4-260-02948-3]

1部定価：本体4,000円+税
年間購読 好評受付中！
電子版もお選びいただけます

特集 循環器診療 薬のギモン—エキスパートに学ぶ薬物治療のテクニック

企画：坂田泰史（大阪大学大学院医学系研究科循環器内科学）

主要目次

■I. 心不全診療でのギモン
急性心不全の利尿薬は一律フロセミド20mg静脈投与ではいけないのか？／土肥 薫
急性心不全の強心薬は，ドパミン？ドブタミン？
　それともPDEIII阻害薬？いつ始めたほうがいいの？／佐藤直樹
HFrEFの心筋保護薬。ACE阻害薬からかβ遮断薬からか？
　いつ始めて何をどれだけの量，使ったらいいの？／木田圭亮，鈴木規雄
投与中の心筋保護薬。やめたらどうなるの？／奥村貴裕
糖尿病を合併した慢性心不全患者にDPP-4阻害薬と
　SGLT2阻害薬をどのように使用していくか？／朝倉正紀，西村晃一
■II. 高血圧診療でのギモン
収縮期血圧140mmHg。薬剤を追加して下げるべきか？／斎藤重幸
コントロール不良の早朝高血圧。薬剤選択，内服時間，どうしたらいいの？
　／本行一博，山本浩一，楽木宏実
拡張期血圧がなかなか下がらない人。どの薬剤を使ったらいいの？
　／湯淺敏典，大石 充

腎機能障害の高血圧。どこまでACE阻害薬・ARBは使えるのか？
　／長澤康行
■III. 虚血性心疾患・SHD診療でのギモン
PCI後の抗血小板薬は，やめるタイミングはいつ？／北原秀喜，小林欣夫
PCI後の非心臓手術時にヘパリンによる"bridging therapy"は必要か？
　／粟田政樹
狭心症の慢性期投与は，冠血管拡張薬？β遮断薬？／浅海泰栄
TAVI後の内服は何がどれだけ必要か？／津田真希，溝手 勇
■IV. 不整脈診療でのギモン
高齢者の抗凝固療法はどうしたらいいの？／井上耕一
AFに対する抗不整脈薬，抗コリン薬は，どういう人に使ったらいいの？
　アミオダロンはどういうときに使うの？／萩原かな子，岩崎雄樹，清水 渉
心不全の人のAF。β遮断薬はどう考えるの？／平井雅之，山本一博
VTでは薬剤の使い分けはあるの？／篠原徹次，髙橋尚彦
■V. 肺高血圧症診療でのギモン
upfront治療って実際にどうするの？／上田 仁，大郷 剛
重症でなく単剤でいいような症例では，薬剤の使い分けはあるの？
　／小川愛子
良くなったら薬をやめることはできるの？／波多野 将

 医学書院

〒113-8719　東京都文京区本郷1-28-23　[WEBサイト] http://www.igaku-shoin.co.jp
[販売部] TEL：03-3817-5650　FAX：03-3815-7804　E-mail：sd@igaku-shoin.co.jp

特集 Structural Heart Disease インターベンション―「新しい」インターベンションのすべて
TAVI

TAVI後CTと至適抗血栓療法

柳澤 亮

> **Point**
> - TAVI後の4DCTにより検出される無症候性血栓症が問題視され，TAVI後レジメンの見直しの必要性といった大きな問題に波及している．
> - 至適抗血栓療法を模索するべく無作為化比較対照試験や観察研究が現在多く進行している．

　従来，TAVI後血栓症とは，心不全症状を伴うような明らかな有症候性血栓症のみ考慮されたため，重篤ながら発生頻度の低いイベントとして知られていた[1]．2015年Latibらの報告によると，TAVI血栓症の頻度は0.61%（4,266名中26名）であり[2]，26名中17名（65.4%）に心不全症状，1名（3.8%）に非ST上昇型心筋梗塞，25名（96.2%）に経弁圧較差の著明な上昇を認めた．

　しかし近年，無症状のTAVI後患者であっても，4DCT（four-dimensional computed tomography）を用いてSAVR（surgical aortic valve replacement）およびTAVI（transcatheter aortic valve implantation）弁を解析すると，弁葉の上に低吸収域が観察されることが知られてきた（図1）[3]．そのCT所見はHALT（hypo-attenuated leaflet thickening）と呼ばれ[4]，抗凝固療法の導入によりHALTが消失する事例が多いため，TAVI弁血栓症を示唆するとされている[5]．HALTが小さい症例では弁葉の動き（開き具合）に影響しないこともあるが，HALTが大きな症例ほど弁葉の動きが低下している現象が観察される[6]．つまり，弁葉に付着する血栓が増えてくると弁葉の開きが障害され，その程度が強ければ，経弁血流速度が上昇し，息切れや浮腫といった心不全症状を呈する．4DCTにより診断をつけることが非常に重要で，ワルファリンなどによる抗凝固療法を用いて血栓を可逆的に消失させることができる．その経過中に，脳梗塞をはじめとした塞栓症のリスクを抱えることとなる．ただし，あくまでCTで指摘される所見であり，パンヌスやアーチファクトとの鑑別が必要である．血栓と確定するには，抗凝固療法による可逆性の証明や病理学的評価

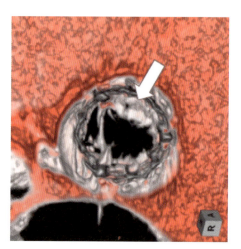

図1 TAVI弁留置後の造影CTイメージとhypo-attenuated leaflet thickening（HALT）
4DCT解析によりHALT（Hypo-attenuated leaflet thickening）と弁葉可動性低下がみられる．

やなぎさわ りょう　慶應義塾大学医学部循環器内科（〒160-8582 東京都新宿区信濃町35）

表1 TAVI後の抗血栓療法に関する現在進行中のRCT

	抗凝固療法の適応なし	抗凝固療法の適応あり
抗血小板薬	ARTE ASA vs. DAPT	AVATAR ASA＋VKA vs. no VKA
	POPular-TAVI ASA vs. DAPT	POPular-TAVI クロピドグレル＋VKA vs. VKA
抗血小板薬 vs. 抗凝固療法	AUREA DAPT vs. VKA	
	GALILEO リバーロキサバン＋ASA vs. DAPT	
	ATLANTIS アピキサバン vs. ASA/DAPT	
抗凝固療法		ATLANTIS アピキサバン vs. VKA
		ENVISAGE TAVI エドキサバン vs. VKA

ASA：アスピリン，DAPT：dual antiplatelet therapy，VKA：ビタミンK拮抗薬

が必要だ[7]．

TAVI後の至適抗血栓療法

TAVI後の抗血栓薬レジメンは，経皮的冠動脈形成術（PCI）のように確立されたものではない．最近ではPARTNER2試験に従い[8]，周術期はアスピリン＋クロピドグレル2剤併用とし，アスピリンは無期限に継続，クロピドグレルは数カ月経過した時点で中止する施設が多いのではないだろうか．また，TAVI患者は心房細動を多く合併しているが，抗凝固療法を要するケースでは，適宜主治医の出血リスクの判断に基づいて抗血小板薬レジメンを調整していると思われる．TAVI後の適切な抗血栓薬レジメンは未だ確立されておらず，より若い低リスク患者へのTAVI適応拡大を目前として，TAVI弁の耐久性の証明は今後の重要な研究課題である．

TAVI後の血栓症治療に抗凝固療法が効果的であることは明白であるが，その予防的な効果にも注目が集まっている[3〜5]．TAVI患者全員がワルファリンを内服すべきかというとそれもまた難しい．高齢で様々な併存疾患をもつTAVIコホートは，出血リスクが高いためである．

TAVI後の抗血栓療法に関する無作為化比較対照試験

以上の問題を解決すべく，現在多くの無作為化比較対照試験（RCT）が進行中である（表1）．主要評価項目には，全死亡，脳卒中，心筋梗塞，症候性血栓症，肺塞栓症/深部静脈血栓症などの血栓症を含むデザインが多い．AUREA（NCT01642134）はDAPT（dual antiplatelet therapy）vs. ワルファリン，GALILEO（NCT02556203）はリバーロキサバン＋アスピリン vs. DAPTのデザインである．ATLANTIS（NCT02664649）は，心房細動など抗凝固療法の適応がある患者はワルファリン vs. アピキサバンに割り付け，抗凝固療法の適応がない患者はアピキサバン vs. DAPT/SAPT（single antiplatelet therapy）に割り付けられる．POPular-TAVI（NCT02247128）は，心房細動など抗凝固療法の適応がある患者はOAC（oral anticoagulant）vs. OAC＋クロピドグレルに割り付け，抗凝固療法の適応がない患者はアスピリン vs. アスピリン＋クロピドグレルに割り付けられている．本邦においても急速にTAVI患者が増えており，日本人におけるエビデンスが今後待たれる．

TAVI後血栓症の最新データ2017

現在複数のレジストリ研究の結果が報告され、無症候性を含めたTAVI後血栓症の発生頻度は10%前後であったとする研究が多い[4〜6]。血栓症の予測因子としては、29 mm弁（大きな生体弁）、男性、抗凝固療法不使用例、バルーン拡張型生体弁（図2）、valve-in-valveなどが現時点で指摘されている[5,6,9]。

現時点で最大規模の観察研究は2017年のLancet誌から報告されたChakravartyらによる報告である。SAVORY（NCT02426307）およびRESOLVE（NCT02318342）registryをもとに890名のデータを解析した研究である。同研究では、TAVIとSAVR患者の比較、DOAC（direct oral anticoagulant）を含むレジメンごとの血栓症発症頻度の比較、また神経内科医による一過性脳虚血発作（TIA）も含めた神経学的イベントの評価が行われた。890名中106名（11.9%）の患者において、4DCT解析の結果、弁葉の可動性低下が観察された。SAVR後患者では3.6%（138名中5名）、TAVI後患者では13.4%（752名中101名）であり、SAVRのほうが弁葉の可動性低下の頻度が低い結果であった。また、ワルファリンに加えDOACも血栓症に対する治療効果があり、さらには予防的効果が期待できる可能性が示唆された。臨床アウトカムについては、死亡および心筋梗塞、strokeへの影響はなかったが、興味深いことにTIAに関しては、血栓が疑われた症例で有意に発生頻度が高かった。

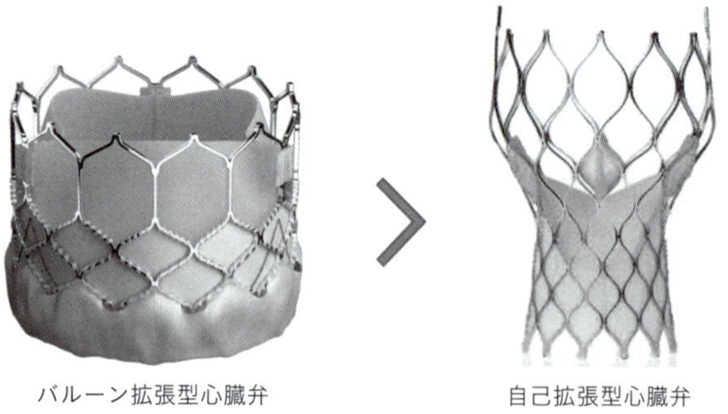

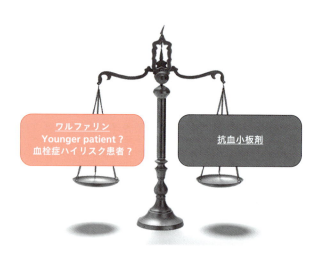

図2 TAVI弁の種類による血栓症頻度の比較
バルーン拡張型心臓弁のほうが血栓症の発生頻度が高いとする報告がある.

図4 TAVI後の至適抗血栓療法
血栓症の問題を含む弁の耐久性と、出血イベントに配慮したレジメンが求められる.

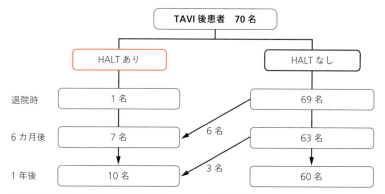

図3 自然経過でみた無症候性HALTの発症頻度
TAVI後1年フォローアップで、HALTが検出された患者は累積14.3%であった。外科領域では大動脈弁置換術後半年以内に頻度が高いとする見解が多いが、本研究では1年後まで経時的な増加がみられた。（文献[6]より引用）

TAVI後の無症候性血栓症にどのように対応すべきか—本邦からの視点

欧米では従来,無症候性血栓症に対しても適宜主治医の判断でワルファリンが導入されてきた.しかし,無症候性血栓症に対する抗凝固療法の有用性を検証したRCTがあるわけでもなく,リアルワールドデータにおいても確実な安全性と有効性が証明できていない現状がある.CTで血栓が疑われ経弁速度が上昇していないようなケースが数多く存在するなかで,はたして全例に抗凝固療法を導入しなければならないだろうか.正解はまだわかっていない.何より,最大の問題として,自然経過のリアルワールドデータが不足している.心不全や塞栓症を呈する有症候性血栓症は確実に治療適応だが,無症候性血栓症の臨床的なインパクトはわかっていない.それの課題をもとに,筆者らは本邦よりTAVI後1年の血栓症の自然経過を報告した(図3)[6].70名のEdwards SapienXT留置後患者において,退院時には1名(1.4%),6カ月フォローアップ時には7名(10%),1年フォローアップ時には10名(14%)で4DCTにおいて血栓症がみられた.本研究ではすべてのケースで血栓症は無症候性であり,当時無症候性血栓症に対する抗凝固療法の有用性をサポートするエビデンスが存在しなかったことから,血栓を指摘された後も抗凝固療法は導入しなかった.またその1年自然経過において,死亡や脳梗塞/TIAリスクの上昇は認めなかった.2017年のLancet誌に掲載された論文では,死亡や脳梗塞とは関連はないが,TIAとの関連が指摘されている[10].抗凝固療法導入に伴う出血リスクを考慮すると,若い患者や血栓症リスクが高い患者を同定し,選択して抗凝固療法を導入するのがよいと考えられるが,さらなる研究が必要だ(図4).

文献

1) Mylotte D, Andalib A, Theriault-Lauzier P, et al : Transcatheter heart valve failure : a systematic review. Eur Heart J 36 : 1306-1327, 2015
2) Latib A, Naganuma T, Abdel-Wahab M, et al : Treatment and clinical outcomes of transcatheter heart valve thrombosis. Circ Cardiovasc Interv 8, 2015
3) Makkar RR, Fontana G, Jilaihawi H, et al : Possible Subclinical Leaflet Thrombosis in Bioprosthetic Aortic Valves. N Engl J Med 373 : 2015-2024, 2015
4) Pache G, Schoechlin S, Blanke P, et al : Early hypo-attenuated leaflet thickening in balloon-expandable transcatheter aortic heart valves. Eur Heart J 37 : 2263-2271, 2016
5) Hansson NC, Grove EL, Andersen HR, et al : Transcatheter Aortic Valve Thrombosis : Incidence, Predisposing Factors, and Clinical Implications. J Am Coll Cardiol 68 : 2059-2069, 2016
6) Yanagisawa R, Hayashida K, Yamada Y, et al : Incidence, Predictors, and Mid-Term Outcomes of Possible Leaflet Thrombosis After TAVR. JACC Cardiovasc Imaging, 2016 [Epub ahead of print]
7) De Marchena E, Mesa J, Pomenti S, et al : Thrombus formation following transcatheter aortic valve replacement. JACC Cardiovasc Interv 8 : 728-739, 2015
8) Leon MB, Smith CR, Mack MJ, et al : Transcatheter or Surgical Aortic-Valve Replacement in Intermediate-Risk Patients. N Engl J Med 374 : 1609-1620, 2016
9) Jose J, Sulimov DS, El-Mawardy M, et al : Clinical Bioprosthetic Heart Valve Thrombosis After Transcatheter Aortic Valve Replacement : Incidence, Characteristics, and Treatment Outcomes. JACC Cardiovasc Interv 10 : 686-697, 2017
10) Chakravarty T, Sondergaard L, Friedman J, et al : Subclinical leaflet thrombosis in surgical and transcatheter bioprosthetic aortic valves : an observational study. Lancet 389 : 2383-2392, 2017

MEDICAL BOOK INFORMATION — 医学書院

臨床薬理学 第4版

編集　一般社団法人 日本臨床薬理学会

●B5　頁460　2017年
定価:本体8,000円+税
[ISBN978-4-260-02873-8]

薬物療法の重要性がますます高まり、新しい知見が日々もたらされる領域だからこそ、コアとなる知識をこの1冊に凝縮。よりコンパクトに、よりわかりやすくなった。医師、医学生、研修医はもちろん、看護師、薬剤師、臨床検査技師、製薬企業関係者まで、臨床薬理学に関わる医療関係者の定番書。臨床薬理専門医/認定薬剤師認定試験受験者には必携書!

特集 Structural Heart Disease インターベンション―「新しい」インターベンションのすべて
TAVI

TAVIと費用対効果

坂巻弘之／井上幸恵

> **Point**
> - 医療経済評価（費用対効果評価）とは，比較対照との比較で追加効果と増分費用とを同時に分析・評価するもので，計算された値を増分費用対効果比（ICER）と呼ぶ．
> - TAVIに関する費用対効果評価は国内外で実施されており，適応対象の患者集団において費用対効果が良好との報告が公表されている．

はじめに

　わが国において1年間に医療に使用された金額の総額を示す国民医療費は，平成27（2015）年度には42兆3,644億円に達し，前年度に比べ1兆5,573億円，3.8％の増加となっている[1]．特に，当該年度は，高額な新薬の上市もあって過去最大の増加額であった．医薬品については，2015年度出荷額ベースで10兆8,378億円と推計されている[2]．一方，医療機器については2014年度の国内市場規模として2.8兆円と推計されており[3]，このうち，個別に償還される特定保険医療材料の市場規模は約3分の1，1兆円弱と考えられる．すなわち，医療費のうちの4分の1以上が医薬品や医療機器への支出である．

　少子高齢化の進展とともに社会保障財源の逼迫への対応が重要な政策課題となっており，そのなかでも，近年の技術進歩に伴う高額な新薬，医療機器の登場により，これらの医療技術の費用対効果への関心も高まっている．

　一方，大動脈弁狭窄症（aortic stenosis；AS）は，心臓の大動脈弁が加齢により硬化し開放が制限されることが主因の疾患である．過去，ASの根治的治療は，開胸を伴う外科的な大動脈弁置換術しか選択肢がなかったが，2002年にフランスのCribierが初めて経カテーテル大動脈弁置換術（transcatheter aortic valve implantation；TAVI）を施行し，2007年に欧州で，2011年に米国で認可された．現在臨床で使用されるTAVIはすべて生体弁が用いられ，その構造上，self-expandable valve；SEV（SAPIEN，Edwards Lifesciences社）とballoon-expandable valve；BEV（CoreValve，Medtronic社）とがある．本稿では，筆者らのSEVに対する経済評価の経験をもとに，SEVの費用対効果評価を中心に概説する．

医療技術評価と費用対効果評価

1 ▪ 費用対効果評価とは[4]

　医療技術評価（health technology assessment；HTA）とは，医療技術（医薬品，医療機器，診断，手技に加え，公衆衛生など集団への介入など）について，臨床的，経済的，社会的，法的，倫理的側面から評価するものである[5]．HTAのうち，医療技術

さかまき ひろゆき　東京理科大学経営学部（〒102-0071 東京都千代田区富士見1-11-2）
いのうえ ゆきえ　クレコンメディカルアセスメント株式会社

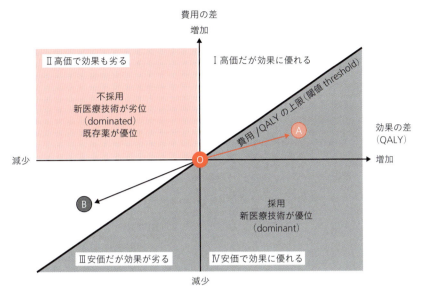

図1 費用と効果増減との関係
費用および効果の差は代替案（O）との差を示している．また，斜めの線は，費用/QALYの基準値（閾値）を結んだ直線であり，これより下に位置するもの（A）は費用対効果が良いと判断されるが，上（B）は，費用対効果が悪いと判断される．

を経済的側面から評価するものを医療経済評価と呼んでいる．

医療経済評価にもいくつかの分析手法があるが，一般的には，比較対照技術から評価対象技術に変更した場合に，追加効果1単位を得るためにいくらの追加費用（増分費用）がかかるかを検討する費用対効果評価（分析）が実施される．医療経済評価においては，費用対効果評価が最も一般的な分析手法であるため，医療経済評価と費用対効果評価とは，ほぼ同義語として用いられている．

費用対効果評価における効果の指標として，質調整生存年（quality adjusted life year；QALY）を用いることが一般的である．QALYは，完全な健康を1点，死を0点とし，ある健康状態のQOLを0〜1の間の値（効用値）としてスコア化し，生存期間を効用値で割り引いた値である．例えば，人工腎透析を受けている状態の効用値が0.5点であるとし，この状態で10年生存したとすると 0.5×10＝5 QALYとなる．費用については，一般的な治療にかかわる医療費のほか，介護や通院にかかわる非医療費，傷病が原因で仕事ができなくなったり死亡した場合の生産性の変化を表す生産性費用などに分類されている．

費用対効果分析では，新医療技術を新たに使用することによって得られる効果（QALY）と費用のそれぞれの差分を計算する．図1に示すように，新医療技術が比較対照に比べて，効果が改善されて費用が減少される場合は，新医療技術は明らかに費用対効果に優れ，これを優位（dominant）という（第IV象限）．逆に追加的効果が劣り費用も増加する場合は，比較対照が明らかに優れるわけでこれを劣位（dominated）という（第II象限）．

一方，新医療技術が，効果は改善しているが費用増となっている（あるいはその逆）場合は，追加効果（QALY）1単位を得るのにかかる費用を計算するが，ここで計算された値を「増分費用効果比（incremental cost effectiveness ratio；ICER）」と呼んでいる．ICERが一定の基準（閾値 threshold）以下である場合，「費用対効果が良い」と判断されるが，基準の設定については，様々な議論がある．英国では，2万〜3万ポンドと設定されているが，フランスではこの基準を設定していない．

費用対効果評価では，効果や長期的予後（生存期間など），QOL，費用など，様々なデータソースを統合して分析するため，分析モデルを作成してシミュレーションを行うことが一般的である．そのための分析モデルとしては，決定樹モデルとマルコフ

表1 費用対効果評価の分析ガイドライン

項目	主なポイント
分析の立場	費用や比較対照，対象集団などについて，公的医療保険制度の範囲の「公的医療の立場」を基本とする．介護費へ与える影響が，医療技術にとって重要である場合には，「公的医療・介護の立場」の分析を行ってもよい．
追加的有効性・安全性	追加的な有効性・安全性などを検討する際は，比較対照に対する最新時点までの比較試験（原則RCT）のシステマティックレビューを実施する．
分析対象集団	分析実施時点において，評価対象技術の適応となる患者を対象とする．
比較対照	評価対象技術が分析対象集団への治療として導入された時点において臨床現場などで幅広く使用されており，多く代替されたと想定されるものを選定する．
モデル分析	予後や将来費用を予測するために決定樹モデル，マルコフモデルなどを用いたモデル分析を行ってもよい．
分析手法	追加的有効性・安全性が示されていると判断される場合には，各群の期待費用と期待効果から増分費用効果比（ICER）を算出する．
効果指標	質調整生存年（QALY）を基本としつつ，疾患や医薬品・医療機器等の特性などに応じて，その他の指標も用いることができる．
費用の算出	評価対象技術や比較対照の費用のみでなく，有害事象や将来の関連する合併症などの費用も含めて推計する．
不確実性の取扱い	推定値のばらつきの大きなパラメータ，実際のデータではなく仮定に基づき設定したパラメータなどを，感度分析の対象とする．確率的感度分析もあわせて実施することが望ましい．
割引率	費用・効果とも年率2%で割引を行うこととする．

モデルとが一般的に使用される．分析のために様々なデータソースを用いるため，不確実性に対する分析の堅牢性を検討するために感度分析も行われる．

2 ▪ 費用対効果評価の政策利用の議論

費用対効果評価は，先進国だけでなく，アジアや南米各国でも広く実施されており，医療制度においては，医薬品，医療機器の保険償還の是非，償還価格決定のための交渉資料などに用いられている．

わが国では，1992年から新医薬品の薬価交渉資料に医療経済的評価資料の添付が認められ，新機能に区分される医療材料については医療経済に関する資料の添付が義務付けられている（ここでの経済評価，医療経済は，必ずしも費用対効果評価を意味しない）．しかしながら，これまで医薬品，医療機器のいずれについても経済評価などのデータが償還価格に反映されてきたわけではない[6]．

一方2012年の診療報酬改定において，高額薬剤・医療機器の増加などを背景として，新たに薬価制度，保険材料価格基準制度において費用対効果評価の導入が検討されることになった．検討のために中央社会保険医療協議会（中医協）のもとに新たに「費用対効果評価専門部会」が設置され，日本における費用対効果評価のあり方，薬価や材料価格基準制度における利用可能性が検討され，2016年度からいくつかの医薬品，医療材料について試行的分析が実施されることになった．また，これまで経済評価の分析方法が統一されていなかったこともあり，新たに費用対効果評価のための標準的な分析ガイドラインが策定された[7]（**表1**）．

ただし，このガイドラインは英国など，大規模臨床試験やQOL評価などが広く行われる海外のものを参考に作成されているため，国内研究が不十分で海外データに依存せざるを得ないわが国での適用には課題が残されている．

TAVIの費用対効果

1 ▪ SAPIENについて

TAVIは，外科手術ができないまたは高リスクのAS患者への外科的大動脈弁置換術（surgical aortic valve replacement；SAVR）と同等以上の効果を示す[8]革新的な治療といえる．本稿で解説するSAPI-

ENシリーズは，大動脈弁に植込まれる生体弁とそれを送達するためのデリバリーシステムで構成されている．また，経大腿（transfemoral；TF）アプローチと経心尖（transapical；TA）アプローチそれぞれのシステムがある．本稿では，紙幅の都合上，わが国でも多く実施されるTFアプローチを中心に述べることにする．

本製品の使用目的または効能は，「自己大動脈弁弁尖の硬化変性に起因する症候性の重度大動脈弁狭窄を有し，かつ外科的手術を施行できず，本品による治療が当該患者にとって最善であると判断された患者に使用することを目的とする」とされる．ただし，慢性透析患者は除外される．

国内では，SAPIEN XTが2013年6月に薬事承認を受けており，償還価格は，原価算定方式によって新たな機能分類が設定され，革新性についても評価され，償還価格に反映されている．その後，2016年3月には，血管損傷や弁周囲逆流の軽減につながる次世代製品であるSAPIEN 3が承認されている．わが国においても，SAPIEN 3の発売以降，XTから3への移行は急速に進んでいるとされる．

2 ▪ TAVIの臨床的エビデンス

海外では，SAPIEN XTの前世代製品であるSAPIEN も発売されており（日本国内は未発売），海外の臨床試験については，SAPIENで実施された報告もある．特に，初期のランダム化比較試験（randomized controlled trial；RCT）はSAPIENを対象に実施されたものであり，PARTNER1試験と呼ばれる．

PARTNER1試験には，手術高リスクのAS患者を対象にSAVRとSAPIENとのRCTであるCohort A試験（観察期間：2007～2009年，TFならびにTAアプローチ．以下，PARTNER1Aという）[9]と，手術不能患者を対象に薬剤治療等の標準治療（バルーン大動脈弁形成術を含む）とのRCTであるCohort B試験（同2007～2009年，TFアプローチ．以下，PARTNER1Bという）[10]とがある．いずれも，米国，カナダ，ドイツで実施された．

一方，SAPIEN XTについては，手術高リスク群を対象とした欧州17カ国における主要99施設による大規模レジストリであるSOURCE XT研究（同2010～2011年，TFならびにTAアプローチ）[11]と米国で実施された手術不能患者を対象としたSAPIEN とSAPIEN XTのRCTであるPARTNER 2B試験（同2012～2014年，TFアプローチ）[12]とがある．実施地域，対象患者，機器とアプローチなどの違いはあるが，TFアプローチについてみると，術後1年全死亡率は，SAPIENでのPARTNER1A試験が22.2％，PARTNER2B試験が23.3％，SAPIEN XTでのPARTNER2B試験が22.3％，同じくSOURCE XT研究が15.0％と低下を続けている．なお，国内では，SAPIEN XTを利用した初期600例のレジストリであるエドワーズライフサイエンス社のPMS（同2013～2016年）によると，有効解析対象のうちのTFアプローチ466例における術後1年全死亡率が7.5％となっている[13]．

3 ▪ 海外における費用対効果評価

SAPIENの経済評価については，主にPARTNER試験をもとに世界各国でいくつか実施されているが，そのうちの主なものを紹介する．PARTNER1A試験による費用対効果評価は，手術高リスク患者について実施されており，PARTNER1A試験で収集した費用，QOL，および生存率データに基づいて，TFおよびTAのそれぞれのコホートについて，臨床試験の観察期間である12カ月間の費用とQALYとを計算している．TFアプローチでは，SAVRに対する12カ月間の増分QALYが0.068で費用は1,250ドル（特に示さない場合米国ドル）の減少であり，費用対効果が「優位」であった．一方，TAアプローチでは，QALYは0.070の減少で費用は9,906ドルの増加で，「劣位」であった[14]．

一方，PARTNER1B試験では，手術不能のAS患者に対し，TFアプローチで実施されたTAVIと標準的治療との比較で，平均余命，QOLと質調整生存年，生涯にわたる費用などを計測している．その結果，ICERは61,889ドルであり，費用対効果は許容値の範囲内であると結論付けられている[15]．

ほかにも，多くの費用対効果評価研究の報告があるが，手術高リスクASについてTFアプローチの

費用対効果分析が行われた報告として，Gada らが行った分析がある．この研究では，TAVI, SAVR および医学管理（medical management）の 3 つの代替案について，費用と QALY とをシミュレーションし，SAVR との比較では 52,773 ドル/QALY であり，閾値を 100,000 ドルとすると（米国では公的な閾値は設定されていない），費用対効果が高いと結論付けている[16]．

医療経済評価は，医療技術の償還の意思決定や価格交渉の資料として，諸外国でも広く実施されている．欧州などでの医療経済評価の対象は新医薬品であることが多く，医療機器については，すべて評価対象外であったり，評価が行われる場合でも，限定的であることが一般的であるが，オーストラリア，カナダにおいては TAVI に対する経済評価が公的機関において実施されている．なお，高額医薬品についてはほぼすべてが費用対効果評価の対象になる英国においては，経済評価は実施されていないが，外科手術不能の患者に対して TAVI の使用が推奨されている．

オーストラリアでは，Medical Services Advisory Committee（MSAC）が医療機器の経済評価を実施している．重度 AS に対する TF アプローチでの経済評価が実施されており，手術不能患者群については薬物療法との比較で，手術高リスク群については SAVR との比較で分析されている．ただし，この分析は，SAPIEN のみでの評価ではなく，TAVI のすべてを対象としたものである．分析結果は，手術不能患者群 11,708 オーストラリアドル/QALY，手術高リスク群 15,541 オーストラリアドル/QALY であり，心血管チームが患者の適切性の判定を行うことと，費用中立を前提に使用が推奨されている[17]．なおレポートでは，結果に大きく影響を及ぼすパラメータも示されており，感度分析などによって ICER は変動している．

カナダ（オンタリオ州）においても，TF アプローチの TAVI の手術高リスク群について SAVR との比較で経済評価が実施され，51,988 カナダドル/QALY と報告されている[18]．

4 ▪ 国内における経済評価研究

国内で実施した TAVI の医療経済評価は，中医協における費用対効果評価試行的導入のために行われたものである[19]．分析対象は，自己大動脈弁尖の硬化変性に起因する症候性の重度 AS 患者で，外科的手術を施行することができない，もしくは手術高リスクの患者に対する SAPIEN XT を用いた TAVI の TF アプローチについて費用対効果分析を行った．比較対照は，手術高リスク患者に対しては外科的手術（大動脈弁置換術，SAVR），手術不能患者に対しては標準治療（主に薬物治療による対症療法，SOC）とした．

費用対効果分析においては，臨床試験，疫学，QOL，費用などに係る様々なデータを用い，シミュレーションのための分析モデルを構築する．分析モデルには，手術または TAVI 後 2 年間までに発現しうる「全死亡」，「心筋梗塞」，「脳卒中」，「腎不全」などのイベントを組み入れた判断分析モデルと，2 年以降は生死のみを考慮したマルコフモデルから構成されている．

有効性・安全性は，国外試験から患者背景が近いものをそれぞれ選定した．具体的には，手術高リスク群の分析における SAPIEN XT については SOURCE XT 研究を，比較対照の SAVR については CoreValve US ピボタル試験（米国 45 施設で実施された，CoreValve を用いた RCT）でのデータを用いた．また，手術不能群の分析における SAPIEN XT については PARTNER 2B 試験を，比較対照の SOC については PARTNER 1B 試験でのデータをそれぞれ用いた．また，各イベント発現時の QOL 値は国内でのデータが存在していないため，EQ-5D により計測された海外データを用いた．費用については，商用のレセプトデータを用いて，TAVI/SAVR の国内での入院医療費，フォローアップの外来医療費，イベント治療の入院医療費を集計し，当てはめた．

その結果，手術高リスク患者を対象とした分析においては，TAVI の SAVR に対する ICER は 134 万円/QALY，手術不能患者を対象とした分析におい

表2 国内外での主なTAVIの費用対効果評価結果（TFアプローチ）

	PARTNER1A[14]（米国）	PARTNER 1B[15]（米国）	Gada, Hら[16]（米国）	オーストラリア（MSAC）[17]		カナダ（オンタリオ州）[18]	日本[19]	
公表年	2012	2012	2012	2016		2016	2017	
技術	SAPIEN	SAPIEN	SAPIEN	SAPIENのみでの評価ではなく，TAVIのすべてを対象			SAPIEN XT	
患者群	手術高リスク	手術不能	手術高リスク	手術高リスク	手術不能	手術高リスク	手術高リスク	手術不能
比較対照	SAVR	標準治療（バルーン大動脈弁形成術を含む）	SAVRおよび医学管理	SAVR	医学管理	SAVR	SAVR	SOC（薬物治療による対症療法）
ICER（分析時間軸）	優位 増分QALY：0.068 費用削減：1,250ドル/人/年（時間軸：1年）	61,889ドル/QALY（時間軸：生涯）	SAVRに対して52,773ドル/QALY（時間軸：生涯）	15,541豪ドル/QALY （SAPIENシリーズでの分析結果）（時間軸：5年）	11,708豪ドル/QALY	51,988加ドル/QALY（時間軸：5年）	134万円/QALY	346万円/QALY （時間軸：生涯）
結論	経済的に魅力ある治療	一般的な心血管系の技術と比べ容認	SAVRに対して費用対効果が高い	費用中立を前提に公的償還を推奨		—（明示せず）	—	

ては，TAVIのSOCに対するICERは346万円/QALYであった．英国の基準を参考に費用対効果が受け入れられる基準を500万円 Cost/QALYとすると，いずれの対象集団においても費用対効果は良好と評価できる範囲と考えられる．

海外で実施された分析も含め，TAVIのTFアプローチの費用対効果をまとめたものが**表2**である．諸外国での分析結果の比較においては，各国での治療方針や医療コストの違いなどに留意する必要がある．また，それぞれの分析も，分析対象技術が多様であり，アプローチの違い，分析時間軸も異なっているため，結果のばらつきもみられる．上述の通り，SAPIENについては世代交代が急速に進んでおり，過去に実施されたPARTNER試験をベースにした海外での分析結果以上に，現在のSAPIEN XTやSAPIEN 3の費用対効果はより優れる可能性がある．

おわりに

国内で実施されたTAVIの費用対効果評価について，実際の分析プロセスの理解のためにやや詳しく説明したが，高リスク群についてSAVRを対照とした場合には，手術後の合併症罹患の減少による医療費削減，低侵襲であることによる入院期間の短縮，これらによるQOLの向上などの価値をもたらすことは海外の研究でも明らかとなっている．一方，国内外の分析では考慮されていないが，術後の侵襲や合併症が生じた場合には，対象者が高齢であることから介護移行リスクが高まることも予想される．TAVIによる介護費用削減につながる可能性もあり，分析において介護保険を加えた場合，費用対効果はさらに良好なものになると考えられる．

費用対効果評価は，扱うデータにより結果の不確実性が大きくなるとの課題がある．そのため，実際の分析においては感度分析を行うが，分析過程の透明性の確保も重要である．特に医療機器については，国内での臨床試験データが不十分なことが多いため，用いたデータの妥当性を明確にする必要がある．またほかにも，医療機器は，医薬品に比べ，ライフサイクルが短く，本稿で紹介したSAPIEN XTについても既に次世代品にシフトしていることや，使用者の習熟など，経済評価については，医療機器の特徴に沿った分析がなされているかについても留意する必要がある．今後，わが国でも次世代製品について，国内データを用いたより精緻な費用対効果評価の実施が望まれる．

文献

1) 厚生労働省：平成27年度国民医療費の概況 http://www.mhlw.go.jp/toukei/saikin/hw/k-iryohi/15/index.html
2) QuintilesIMS：トップライン市場データ https://www.ims-japan.co.jp/japanese/topline/dl/ToplineData_FY_2015.pdf
3) 日本医療機器産業連合会：医療機器産業の国内生産動態概要 http://www.jfmda.gr.jp/device/industry/
4) 坂巻弘之：やさしく学ぶ薬剤経済学．じほう，東京，2007
5) Health Technology Assessment International : What is HTA? http://www.htai.org/htai/health-technology-assessment.html
6) 池田俊也，小林 慎，福田 敬，坂巻弘之：薬剤経済学の新薬の薬価算定への利用可能性と課題（上）．社会保険旬報 2467 : 16-21, 2011
7) 厚生労働科学研究費補助金（政策総合科学研究事業）「医療経済評価の政策応用に向けた評価手法およびデータの標準化と評価のしくみの構築に関する研究」班（研究代表者：福田敬）中央社会保険医療協議会における費用対効果評価の分析ガイドライン http://www.mhlw.go.jp/file/05-Shingikai-12404000-Hokenkyoku-Iryouka/0000104722.pdf
8) 医薬品医療機器総合機構：審査報告書（平成25年4月26日）http://ss.pmda.go.jp/ja_all/muv_ajax.x?u=http%3A%2F%2Fwww.pmda.go.jp%2Fmedical_devices%2F2013%2FM201300022%2F170492000_22500BZX00270000_A100_2.pdf%23page%3D18&p=18&t=&q=SAPIEN+XT&s=ShTu97Fjmcv9QdyTjRSxQrzDPed-L2xni4Jz95RJcR4v_-QPRzEVkU05PXCbfVZNoEX5DiBHZezRtyPm0wuJZh1ChEW5aaQOgpduKd-zSbMmyl4qH7rHqtXoyolAGS3r0k7ZxTiBzQ1oSGX3btJQOIoxUU1-JEl_433MJjtqxVCMbrHXclNdk1pfxOoBzQNMYXyFze12FZcAgjMyt1VOcs5eZFaZ2X2DrBxGst6mU0OixrMI1qHCnw..&lang=jp
9) Mack MJ, Leon MB, Smith CR, et al : 5-year outcomes of transcatheter aortic valve replacement or surgical aortic valve replacement for high surgical risk patients with aortic stenosis（PARTNER 1）: a randomised controlled trial. Lancet 385 : 2477-2484, 2015
10) Kapadia SR, Leon MB, Makkar RR, et al : 5-year outcomes of transcatheter aortic valve replacement compared with standard treatment for patients with inoperable aortic stenosis（PARTNER 1）: a randomised controlled trial. Lancet 385 : 2485-2491, 2015
11) Schymik G, Lefèvre T, Bartorelli AL, et al : European experience with the second-generation Edwards SAPIEN XT transcatheter heart valve in patients with severe aortic stenosis : 1-year outcomes from the SOURCE XT Registry. JACC Cardiovasc Interv 8 : 657-669, 2015
12) Webb JG, Doshi D, Mack MJ, et al : A Randomized Evaluation of the SAPIEN XT Transcatheter Heart Valve System in Patients With Aortic Stenosis Who Are Not Candidates for Surgery. JACC Cardiovasc Interv 8 : 1797-1806, 2015
13) SAPIEN XT Post Marketing Surveillance. 2015
14) Reynolds MR, Magnuson EA, Lei Y, et al : Cost-Effectiveness of Transcatheter Aortic Valve Replacement Compared With Surgical Aortic Valve Replacement in High-Risk Patients With Severe Aortic Stenosis : Results of the PARTNER（Placement of Aortic Transcatheter Valves）Trial（Cohort A）. J Am Coll Cardiol 60 : 2683-2692, 2012
15) Reynolds MR, Magnuson EA, Wang K, et al : Cost Effectiveness of Transcatheter Aortic Valve Replacement Compared with Standard Care Among Inoperable Patients with Severe Aortic Stenosis : Results from The PARTNER Trial（Cohort B）. Circulation 125 : 1102-1109, 2012
16) Gada H, Kapadia SR, Tuzcu EM, et al : Markov Model for Selection of Aortic Valve Replacement Versus Transcatheter Aortic Valve Implantation（Without Replacement）in High-Risk Patients. Am J Cardiol 109 : 1326-1333, 2012
17) Medical Services Advisory Committee : Public Summary Document Application No. 1361.2—Transcatheter Aortic Valve Implantation via Transfemoral Delivery, 2016 http://www.msac.gov.au/internet/msac/publishing.nsf/Content/DD8E7B7D8210F8B6CA25801000123C1A/$File/FINAL-PSD_1361.2_TAVI.pdf, 2016
18) Health Quality Ontario ONTARIO HEALTH TECHNOLOGY ASSESSMENT SERIES Transcatheter Aortic Valve Implantation for Treatment of Aortic Valve Stenosis : A Health Technology Assessment, 2016 http://www.hqontario.ca/Portals/0/Documents/evidence/reports/hta-tavi-aortic-valve-stenosis-101116-en.pdf
19) 朝岡美好：サピエンXTを用いた経カテーテル大動脈弁置換術（TAVI）の費用対効果評価．国際医薬経済・アウトカム研究学会（ISPOR）日本部会第13回学術集会．2017年8月31日，東京都
20) Cohen DJ : Cost-Effectiveness of Transcatheter vs. Surgical Aortic Valve Replacement in Intermediate Risk Patients. Results From The PARTNER 2A and Sapien3 Intermediate Risk Trials. Transcatheter Cardiovascular Therapeutics（TCT）2017. October 31, 2017, Denver

---

MEDICAL BOOK INFORMATION — 医学書院

臨床検査データブック［コンパクト版］第9版

監修 高久史麿
編集 黒川 清・春日雅人・北村 聖

●三五変型 頁406 2017年
定価：本体1,800円＋税
[ISBN978-4-260-03435-7]

臨床検査の必携書『臨床検査データブック2017-2018』から『コンパクト版第9版』が飛び出した！ いつでもどこでも必要になる検査を中心に、約200項目をセレクト掲載！ ポケットに入る大きさで、病棟、外来、実習など、常に携帯可能。あなたの臨床をサポートします。

一生ものの読影力を身につけたいあなたへ

読影時必携！お役立ちシート付き

誰も教えてくれなかった 胸部画像の 見かた・考えかた

小林弘明
福井県済生会病院呼吸器外科 部長

見えかたのメカニズムから理解する目からウロコが落ちること間違いなしの胸部画像診断の入門書がついに登場！胸部X線写真は、その仕組み、陰影の写り方、見方がわかれば、たった1枚の画像からより多くの情報を取り出すことができる。本書では、「疾患ありきではなく、どうしてその陰影・線が見えるのか？」「反対にどうして見えないのか？」から紐解き解説。医学生、研修医をはじめ、すべての臨床医必読の1冊。読影時必携！ お役立ちシート付き。

■目次
1．胸部X線写真について知ろう
2．胸部CTについて知ろう
3．外科医が教える胸部の解剖
4．実際の胸部X線写真を見てみよう
5．胸膜がつくる線状影を読む
6．すりガラス陰影－それは半透明の葉っぱ
7．肺癌を知ろう、そして見つけよう
8．こんなところを見逃しやすい
9．無気肺を見つける
10．気胸・ブラを極める
11．胸水にもいろいろある
12．縦隔・心陰影に隠れて何が見える？
13．こんなものも見える
14．普段の胸部X線写真活用法
15．達人への第一歩－1枚の写真をじっくり読影しよう

一生ものの読影力を身につけたいあなたへ
「どうしてそのように見えるのか」
見えかたのメカニズムから理解する
胸部画像診断の入門書
医学書院

● B5　頁266　2017年
定価：本体5,000円＋税
[ISBN978-4-260-03008-3]

医学書院
〒113-8719　東京都文京区本郷1-28-23　［WEBサイト］http://www.igaku-shoin.co.jp
［販売部］TEL：03-3817-5650　FAX：03-3815-7804　E-mail：sd@igaku-shoin.co.jp

特集 Structural Heart Disease インターベンション―「新しい」インターベンションのすべて
MitraClip

MitraClip
これまでのエビデンスと現在進行中のトライアル

鶴田ひかる

Point

- MitraClip の適切な患者選択を検討するうえで，欧米における治療の現状とエビデンスを知ることは重要である．
- EVEREST Ⅱ試験は外科手術可能の MR 例を対象とし，MitraClip 群は外科治療に比し再手術が有意に多い結果であった．
- 同試験は，高齢，機能性 MR，EF 60％未満の例では，外科治療と MitraClip 治療の成績は同等であること，器質性 MR の例では外科手術の成績が優れることを明らかにした．
- 欧州の多施設レジストリでは高齢，機能性 MR 例を治療対象の主体とし，高い手技成功率と QOL 改善が示されている．
- MitraClip は MR 合併心不全の重要な治療選択肢として期待されるが，現時点では生命予後改善を示すデータはなく，今後の知見が待たれる．

　MitraClip デバイス（Abbott Vascular 社）は，経静脈，経心房中隔アプローチで僧帽弁前尖と後尖をクリップ把持することにより，"edge-to-edge repair" による僧帽弁修復を行う経カテーテル治療である．非開胸下で経食道心エコー画像と透視画像を見ながらデバイス操作を行い，自己心拍下で僧帽弁逆流（MR）と血行動態を確認して最適部位へのクリップ把持の調整を行うことができる低侵襲の弁膜症治療であるが，このような治療が必要となる背景として，高齢，低心機能，複数の合併疾患などのリスク要因により，心不全を呈する重症 MR 症例の約半数しか外科手術を受けていない現状がある[1]．MitraClip 治療の適応は手術不能もしくは高リスクの器質性 MR と低心機能に伴う機能性 MR であり，欧州では 2008 年に器質性，機能性 MR のいずれに対しても，米国では 2013 年に器質性 MR に対してのみ承認され，現在までに世界中で 40,000 人を超える MitraClip 治療が行われている．

　MitraClip 治療の成否を握るのは，適切な患者適応判断であり，エビデンスに基づく適応判断と MitraClip 治療への解剖学的適合性の判断が非常に重要である．MitraClip の治療成績に関するエビデンスの代表として，北米で施行された EVEREST Ⅱ試験と，欧州の ACCESS-EU registry をはじめとする多施設前向き観察研究，さらに現在進行中の COAPT 試験などが挙げられ，MR 治療における MitraClip 治療の位置付けを考えるうえで大変重要な知見である．本稿ではこれらの臨床試験について整

つるた　ひかる　慶應義塾大学医学部循環器内科（〒160-8582 東京都新宿区信濃町 35）

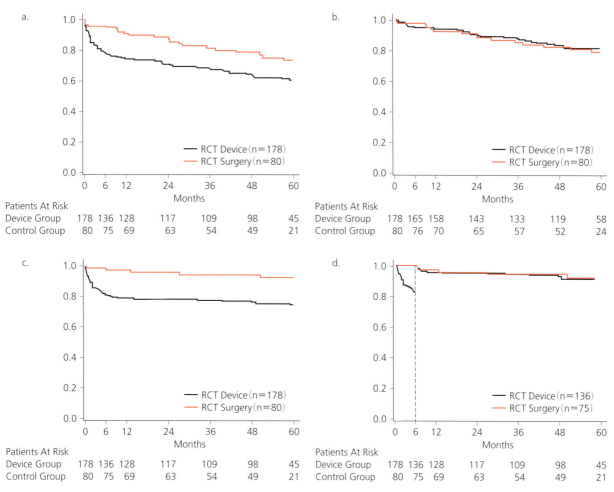

図1 EVEREST Ⅱ試験5年成績
a. 死亡，僧帽弁再手術複合エンドポイントの回避率，b. 死亡回避率，c. 僧帽弁再手術の回避率，d. 6カ月以降の僧帽弁再手術回避率（ランドマーク解析）．

理する．

EVEREST Ⅱ試験

EVEREST Ⅱ試験[2]は，2005〜2008年にかけて北米37施設で登録された有症候性MR 279症例に対し，外科手術群95例とMitraClip治療群184例の2群ランダム割付による治療を行い，MitraClip治療の有効性と安全性について，従来の外科治療と比較検討した臨床試験である．患者適格基準として，MR重症度moderate-to-severe（3+）もしくはsevere（4+）の慢性MR，左室駆出率（LVEF）25％以上，左室収縮末期径55 mm以下，MRの病変がA2-P2部位である器質性もしくは機能性MR例，かつ外科手術が可能であることを満たす例

が登録され，ベースラインと経過観察の心エコー指標（MR重症度と左室容積，左室駆出率）については，単一のエコーコアラボによる解析が行われた．

有効性に関する主要複合エンドポイントとして，12カ月時点での全死亡，僧帽弁に対する再手術，3+以上のMR再発，これら3項目の回避率と定義され，安全性に関するエンドポイントは，30日時点での主要有害イベントと定義された．結果は，有効性の主要複合エンドポイントはMitraClip群で55％，外科手術群で73％であり，外科手術が有意に優れていた（p=0.007）．全死亡は2群間に有意差はなかったが，MitraClip群で再手術が多い結果であり（外科手術群2％，MitraClip群20％；p＜0.001），MR減少効果の点では外科手術が有意に優れる結果であった．しかし左室リモデリング，臨

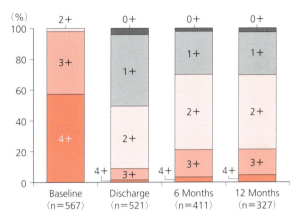

図2 ACCESS-EUレジストリにおけるMR重症度推移

床症状の改善は両群ともに同様に認められ，短期の安全性に関するエンドポイントは，MitraClip群が有意に優れた結果であり，輸血を除いた有害イベント発生については両群ともほぼ同等の成績であった．

5年成績の報告[3]では，MitraClip治療群における残存MRに対する再手術はほぼ6カ月以内に発生しており，6カ月以降の再手術回避率について有意差を認めないとの結果が明らかにされた（図1）．すなわち，MRの改善効果は外科治療が優れるが，MitraClip治療において適切な症例選択を行い，有効にMR軽減を達成することができた症例については，その後5年にわたりMR軽減の耐久性が示されたという結果であった．両群に死亡率の差はなく，また，左室リモデリングと臨床症状についても，両群ともに改善が維持された．

サブグループ解析では，70歳未満，器質性MR，EF 60％以上の例では外科治療群の成績が有意に良好であり，70歳以上，機能性MR，EF 60％未満の例では，MitraClip治療と外科治療が主要複合エンドポイントについて同等の成績であることが示された．

【本臨床試験の意義】

EVEREST II試験は外科手術可能なMR症例を対象とした研究であり，機能性MRの治療対象割合が約3割と低く，欧州での治療の現況とは異なる患者背景であるが，MRの標準治療である外科治療との比較，およびエコーコアラボ解析を行い，MitraClip治療の有効性と臨床意義を検証した唯一の大規模ランダム化比較試験という点で，非常に意義が高い知見であるといえる．本試験により外科手術が可能な器質性MR例に対しては外科手術が最良の適応であることはより一層明らかとなり，MitraClip治療は左室機能が低下した機能性MRに対する臨床的有用性が期待されると方向付けられる結果となった．

欧州の多施設レジストリ研究

ヨーロッパでは，2008年にMitraClipデバイスの承認が得られ，手術不能もしくはハイリスクの器質性，機能性どちらのMRについても治療適応とされているのが現状である．

1 ▪ ACCESS-EU レジストリ

ACCESS-EU レジストリ[4]は，CEマーク取得後の2009年から2011年4月までに登録された欧州14施設567症例について，MitraClip治療の有効性と安全性を検討した多施設前向き観察研究である．患者背景は，平均年齢74歳（全体の45％が75歳以上），機能性MR例77％，EF 40％以下の症例が53％と約半数を占め，複数の合併症を有する例が多く，NYHA III度以上の高度症状を呈する例が85％，平均logistic EuroSCORE 23.0％と外科手術ハイリスク症例がMitraClip治療の対象であった．手技成功（MR2＋以下の達成を定義）は91.2％に得られ，12カ月後の時点で79.8％がMR2＋以下を維持していた（図2）．周術期死亡例はなく，30日死亡率は3.8％，12カ月時点での死亡率は17.3％であった．

MitraClip治療後12カ月以内の外科手術は6.3％の症例に対し施行された．12カ月時点でのNYHA分類は71.4％の症例でNYHA II度以下の改善を認め，6分歩行距離，ミネソタ心不全QOLスコアについても有意な改善を認めた．

2 ▪ TRAMI 試験

ドイツの多施設レジストリ研究であるTRAMI

（Transcatheter Mitral Valve Interventions）では，2010年から2013年まで21施設828例のMitraClip治療例が登録され，1年後までの評価が可能であった749例を対象に，死亡率，心血管イベント，臨床症状，および1年予後（死亡）の予測指標について解析が行われた[5]．機能性MRが71.3%，急性期手技成功率は97%であり，1年死亡率は20.3%，1年後のNYHA Ⅰ/Ⅱ度の占める割合は63.3%の結果であった．さらに術前NYHA Ⅳ度，貧血，大動脈弁インターベンションの既往，腎障害，下肢末梢疾患，LVEF＜30%，重度三尖弁逆流（TR），急性期手技不成功は1年予後の不良因子であった．

3 ▪ GRASP-IT試験

イタリアのレジストリ研究であるGRASP-IT試験（Getting Reduction of mitrAl inSufficiency by Percutaneous clip implantation in Italy）では4施設304例のMitraClip治療例が登録され，79%が機能性MR例，急性期手技成功率は92%であった．30日，1年，2年死亡率はそれぞれ3.4%，10.8%，18.6%，全死亡と心不全入院の複合エンドポイントでは，それぞれ4.4%，22.0%，39.7%であり，術前NYHA Ⅳ度，虚血性，急性期手技不成功，左室収縮末期容積＞110 mlが2年予後不良因子であった[6]．

【本臨床試験の意義】

ヨーロッパにおけるMitraClip治療の実臨床前向き観察研究では，主に高齢，高い外科手術リスクおよび機能性MR症例を対象とし，9割以上の高い手技成功率，低い周術期死亡率，合併症率で治療が行われている現状が明らかとなった．1年後の2度以下MR維持は約8割の症例において認められ，治療による臨床症状の改善も得られており，左室機能が低下した機能性MRに対するMitraClip治療の臨床的有用性が示された．MitraClip治療の恩恵を受けにくい要因の検討も行われ，急性期手技不成功とリモデリングが高度進行した病態は臨床的改善を得にくいことが明らかにされた．これらは適切な治療適応やタイミングを検討するうえで重要な知見と考えられる．

EVEREST Ⅱ High Risk Registry（HRR）とREALISM HR

米国では，EVEREST Ⅱ試験終了後も参加施設が継続してMitraClip治療を行うことができるcontinued access studyの制度が承認され，2009年以降2013年のFDA認可まで，前向き観察レジストリ研究としてREALISM continued access studyが施行された．

EVEREST Ⅱ試験ならびにREALISM continued access studyの登録症例のなかで，STSリスクスコア12%以上，もしくは外科医が手術ハイリスクと判断した351例（EVEREST Ⅱ High Risk Registry 78例，REALISM HR 273例）を対象として，MitraClip治療後の12カ月後の成績について検証された[7]．登録患者背景は，平均年齢76歳と高齢，7割が機能性MR例であり，退院時MR2+以下の達成率は86%，12カ月後のMR2+以下の達成率は84%であった（n＝225，p＜0.0001）．手技後30日死亡率は4.8%，12カ月後の予測生存率は77%，NYHAクラス分類は，術前83%がⅢ/Ⅳ度であったのが，12カ月後には82%がⅠ/Ⅱ度に改善し（n＝234，p＜0.0001），年間心不全入院率については術前0.79%から12カ月後0.41%に改善が得られた（n＝338，p＜0.0001）．左室容積については，左室拡張末期容積，収縮末期容積ともに，術前に比し有意な縮小を認め，リモデリングの改善が認められる結果であった．

【本臨床試験の意義】

本検討が施行された背景には，欧州におけるMitraClip治療の主な対象が，米国で施行されたEVEREST試験とは異なり，手術不能もしくはハイリスクの有症候性MR例で，多くは機能性MR例であること，さらに，2008〜2012年のSTSデータベースにおける単独僧帽弁手術施行例のうちSTSリスクスコア12%以上の

占める割合は 5.6% と低く，外科手術ハイリスクコホートにおける MitraClip 治療の安全性と有効性の検証が必要であるとの認識がある．EVEREST Ⅱ 試験のハイリスクコホートは，欧州での治療対象とほぼ同様であり，低侵襲治療による MR 制御は臨床症状と左室リモデリングの改善をもたらすことを示した意義は大きい．

現在進行中のトライアル：機能性 MR に対する MitraClip と薬物療法の RCT

機能性 MR に対する MitraClip 治療と薬物治療のランダム化比較試験として，COAPT，RESHAPE-HF，MITRA-FR の 3 試験が現在進行中である．

1 • COAPT 試験

米国では，2013 年 10 月に FDA により外科手術が高リスクである器質性 MR を適応とした MitraClip 治療が承認されたが，機能性 MR については FDA 未承認であり，臨床試験 COAPT 試験に登録を行う形で MitraClip 治療が施行され，現在も継続されている．

COAPT 試験は，外科手術が高リスクであるとハートチームで判断された機能性 MR 例を対象とした，MitraClip 治療群と薬物治療群の 2 群の前向きランダム化比較試験である．患者適応基準は，NYHA Ⅱ 度以上，1 年以内の心不全入院歴もしくは BNP 300 pg/ml 以上，かつ心臓再同期療法を含む適切な薬物治療が行われている症例であり，これらの内科治療は心不全専門医による診療を受けていることが条件とされている．さらに心エコー指標の適応条件として，有効逆流弁口面積（EROA）30 mm^2 以上の MR 重症度 3＋以上の機能性 MR，LVEF 20% 以上 50% 以下，左室収縮末期径 70 mm 以下が含まれている．有効性の主要エンドポイントは，12 カ月時点での心不全再入院回避率，安全性の主要エンドポイントは，クリップ脱落や心内膜炎，僧帽弁狭窄症をはじめとする僧帽弁手術を必要とする合併症発症，左室補助人工心臓（LVAD）および心移植の回避率と定義され，5 年の観察期間が予定されている．

2 • RESHAPE-HF 試験，MITRA-FR 試験

RESHAPE-HF 試験はスイス，イタリア，ドイツの 40 施設で目標症例数 380 例，MITRA-FR 試験はフランスの 30 施設で目標症例数 288 例の機能性 MR（LVEF 20% 以上 50% 以下）を対象とした MitraClip 治療群と薬物治療群にランダム割付を施行した比較試験であり，主要エンドポイントはそれぞれ心血管死亡と心不全入院回避率，全死亡と心不全入院回避率と定義され，いずれも観察期間は 2 年が予定されている．

【本臨床試験の意義】
左室心筋不全に伴う重症の機能性 MR の生命予後は不良であり，機能性 MR 例に対する外科治療の生命予後改善効果も示されていない現状において，心筋障害の結果生じた MR を是正することが患者の予後改善につながるのかどうかは明らかでない．低侵襲に MR 制御を図ることができる MitraClip 治療により自覚症状，QOL の改善につながることがこれまでの知見で得られているが，生命予後の改善につながることは示されていない．機能性 MR 例に対する MitraClip 治療と薬物治療との無作為比較試験により，MR の是正が心筋不全の予後改善につながるのかが明らかにされ，今後の治療方針を考えるうえで極めて重要な知見であり，結果が待たれる．

国内治験（AVJ-514 試験）

本邦では，MitraClip 治療の海外成績と同等の安全性と有効性が得られるかを検証することを目的として，2015 年 9 月から 2016 年 6 月にかけて国内 6 施設で有症候性のグレード 3＋以上の器質性もしくは機能性 MR 例 30 症例を登録した臨床試験が施行された[8]．患者適応基準として，NYHA Ⅱ 度以上，LVEF 30% 以上，STS リスクスコア 8% 以上も

しくは外科手術ハイリスク要因を有する例で，EVEREST criteria による解剖学的基準を満たす僧帽弁形態であることとされた．安全性の主要エンドポイントは，手技後 30 日時点での主要有害事象（死亡，脳卒中，心筋梗塞，腎不全，心臓血管手術を要する手技関連合併症）の回避率，有効性の主要エンドポイントは，エコーコアラボ判定による急性期手技成功（acute procedure success：退院時の MR 重症度 2＋以下）と定義された．

患者背景は平均年齢 80 歳，機能性 MR 例 53%，平均 LVEF 50%，平均 STS リスクスコア 10.3% と，高齢の外科手術ハイリスク例を主体とするコホートに対し，安全性の主要エンドポイントである主要有害事象発生率 0%，有効性の主要エンドポイントである急性期手技成功率 86.7% の結果であった．NYHA Ⅲ/Ⅳ度の割合は，術前 36.6% から術後 30 日時点で 3.3% 改善が得られた（p＝0.0002，図3）．

【本臨床試験の意義】

国内臨床試験において，欧米とほぼ同等の高い手技成功率および死亡を含めた主要有害事象の極めて低い発生率，QOL の有意な改善が示された結果となり，外科手術がハイリスクと考えられる MR 症例に対する MitraClip 治療の安全性，有効性，臨床的有用性は日本人においても証明され 2017 年 10 月末に，ようやく本邦においても MitraClip デバイスシステム（MitraClip NT）が薬事承認されるに至った．

MitraClip 治療に関する現行のガイドライン

これまでの臨床試験結果をふまえて，現行のガイドラインでは以下のように MitraClip 治療に関して記載されている．

▪ 2014 年 AHA ガイドライン[9]

〈Class Ⅱb〉

Transcatheter MV repair may be considered for severely

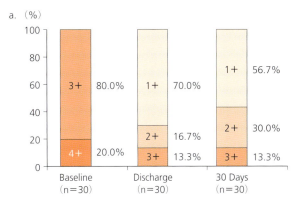

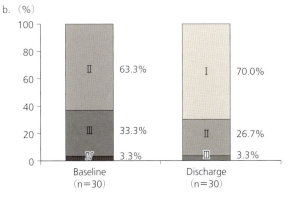

図3 AVJ-514 試験（国内治験）30 日成績
a：MR 重症度の推移，b：NYHA 分類の推移．

symptomatic patients（NYHA class Ⅲ/Ⅳ）with chronic severe primary MR（stage D）who have a reasonable life expectancy but a prohibitive surgical risk because of severe comorbidities.（エビデンスレベル：B）

▪ 2017 年 ESC ガイドライン[10]

#Indication for intervention in severe primary MR（器質性 MR）

〈Class Ⅱb〉

Percutaneous edge-to-edge procedure may be considered in patients with symptomatic severe primary MR who fulfil the echocardiographic criteria of eligibility and are judged inoperable or at high surgical risk by the Heart Team, avoiding futility.（エビデンスレベル：C）

#Indication for intervention in severe secondary MR（機能性 MR）

〈Class Ⅱb〉

When revascularization is not indicated and surgical risk is not low, a percutaneous edge-to-edge procedure may be considered in patients with severe secondary MR and

LVEF＞30% who remain symptomatic despite optimal medical management（including CRT if indicated）and who have a suitable valve morphology by echocardiography, avoiding futility.（エビデンスレベル：C）
〈Class Ⅱb〉
In patients with severe secondary MR and LVEF＜30% who remain symptomatic despite optimal medical management（including CRT if indicated）and who have no option for revascularization, the Heart Team may consider a percutaneous edge-to-edge procedure or valve surgery after careful evaluation for a ventricular assist device or heart transplant according to individual patient characteristics.（エビデンスレベル：C）

おわりに

　日本の治験は，器質性および機能性MRのいずれもMitraClipの治療対象として行われ，今後日本国内への導入後は，ESCガイドラインのなかでLVEF＞30%の患者を対象とした適応に準じ，患者スクリーニングを行い，治療適応を判断していくこととなると思われる．

　これまで積み重ねられた知見により外科手術が可能な器質性MR例では外科手術が適応であり，低侵襲でMR制御を可能とするMitraClip治療は，特に低心機能の機能性MRにおける臨床的有用性が期待される．現時点では，外科手術と同様，機能性MRに対する生命予後改善のエビデンスはなく，個々の患者背景に応じてどの治療選択肢が望ましいのか議論することが重要と思われる．現在進行中の機能性MRと薬物治療のRCTである3試験により，MRの是正が心筋不全の予後改善につながるのか，結果が非常に興味深く待たれる．

文献

1) Goel SS, Bajaj N, Aggarwal B, et al : Prevalence and outcomes of unoperated patients with severe symptomatic mitral regurgitation and heart failure : comprehensive analysis to determine the potential role of MitraClip for this unmet need. J Am Coll Cardiol 63 : 185-186, 2014
2) Feldman T, Foster E, Glower DD, et al : Percutaneous Repair or Surgery for Mitral Regurgitation. N Engl J Med 364 : 1395-1406, 2011
3) Feldman T, Kar S, Elmariah S, et al : Randomized Comparison of Percutaneous Repair and Surgery for Mitral Regurgitation. 5-Year Results of EVEREST II. J Am Coll Cardiol 66 : 2844-2854, 2015
4) Maisano F, Franzen O, Baldus S, et al : Percutaneous mitral valve interventions in the real world : early and 1-year results from the ACCESS-EU, a prospective, multicenter, nonrandomized post-approval study of the MitraClip therapy in Europe. J Am Coll Cardiol 62 : 1052-1061, 2013
5) Puls M, Lubos E, Boekstegers P, et al : One-year outcomes and predictors of mortality after MitraClip therapy in contemporary clinical practice : results from the German transcatheter mitral valve interventions registry. Eur Heart J 37 : 703-712, 2016
6) Capodanno D, Adamo M, Barbanti M, et al : Predictors of clinical outcomes after edge-to-edge percutaneous mitral valve repair. Am Heart J 170 : 187-195, 2015
7) Glower DD, Kar S, Trento A, et al : Percutaneous mitral valve repair for mitral regurgitation in high-risk patients : results of the EVEREST Ⅱ study. J Am Coll Cardiol 64 : 172-181, 2014
8) Hayashida K, Yasuda S, Matsumoto T, et al : AVJ-514 Trial. Baseline Characteristics and 30-Day Outcomes Following MitraClip® Treatment in a Japanese Cohort. Circ J 81 : 1116-1122, 2017
9) Nishimura RA, Otto CM, Bonow RO, et al : 2014 AHA/ACC guideline for the management of patients with valvular heart disease : a report of the American College of Cardiology/American Heart Association Task Force on Practice Guidelines. J Thorac Cardiovasc Surg 148 : e1-e132, 2014
10) Baumgartner H, Falk V, Bax JJ, et al : 2017 ESC/EACTS Guidelines for the management of valvular heart disease. The Task Force for the Management of Valvular Heart Disease of the European Society of Cardiology（ESC）and the European Association for Cardio-Thoracic Surgery（EACTS）. Eur Heart J 38 : 2739-2791, 2017

MEDICAL BOOK INFORMATION — 医学書院

循環器 Physical Examination ［動画・心音186点付］
診断力に差がつく身体診察！

山崎直仁

● B5　頁188　2017年
定価：本体5,000円＋税
［ISBN978-4-260-03235-3］

サンプルページはこちらから→

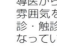

循環器疾患の異常所見を豊富なカラー写真、動画・心音を用いて解説。実際の身体所見・心音を呈示することで、指導医からベッドサイドで循環器診察を教えてもらっている雰囲気を再現している。また、心音聴診だけでなく、視診・触診所見までをリアルに学べるいままでにない内容となっている。循環器診察のマスターに大いに役立つ1冊。

Clinical Pharmacology & Therapeutics

臨床薬理学 第4版

[編　　集] 一般社団法人 日本臨床薬理学会
[責任編集] 小林　真一　昭和大学・特任教授／昭和大学臨床薬理研究所・所長／
　　　　　　　　　　　　昭和大学病院臨床試験支援センター・センター長
　　　　　　長谷川純一　鳥取大学医学部薬物治療学・教授
　　　　　　藤村　昭夫　自治医科大学・客員教授／蓮田病院・学術顧問
　　　　　　渡邉　裕司　浜松医科大学臨床薬理学講座・教授／
　　　　　　　　　　　　国立国際医療研究センター・臨床研究センター長

日本臨床薬理学会が総力を挙げて編む、待望のテキスト改訂第4版

薬物療法の重要性がますます高まり、新しい知見が日々もたらされる領域だからこそ、コアとなる知識をこの1冊に凝縮。必要事項を網羅しつつ情報は精選し、よりわかりやすくなった。医師、医学生、研修医はもちろん、看護師、薬剤師、臨床検査技師、製薬企業関係者まで、臨床薬理学に関わる医療関係者の定番書。臨床薬理専門医／認定薬剤師認定試験受験者には必携書！

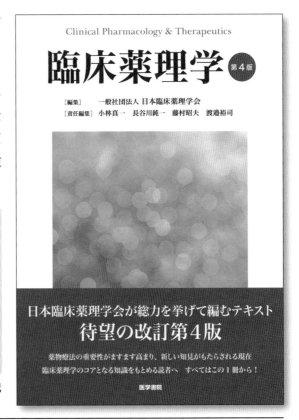

目次
- 第1章　臨床薬理学の概念と定義
- 第2章　臨床研究と医薬品開発
- 第3章　薬物作用と動態の基本
- 第4章　臨床薬物治療学
- 第5章　薬物治療学各論
- 第6章　医薬品開発・薬物治療の法的側面

●B5　頁460　2017年　定価：本体8,000円＋税
[ISBN 978-4-260-02873-8]

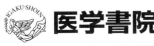
医学書院

〒113-8719　東京都文京区本郷1-28-23　　[WEBサイト] http://www.igaku-shoin.co.jp
[販売部] TEL：03-3817-5650　FAX：03-3815-7804　E-mail：sd@igaku-shoin.co.jp

特集　Structural Heart Disease インターベンション―「新しい」インターベンションのすべて
MitraClip

functional MR に対する MitraClip の適応と治療の実際

中嶋正貴／松本　崇

Point
- MitraClip は積極的治療介入が難しかった functional MR 治療に存在する unmet needs を解消する選択肢として期待される．
- 心不全症状改善や左室の逆リモデリングなどは示されているが，生命予後改善に関してはさらなるエビデンスの蓄積が待たれる．

はじめに

僧帽弁逆流（mitral regurgitation；MR）に対するカテーテル治療は，様々なコンセプトのデバイスが開発されている．そのなかで最も臨床応用が進んでいるのが MitraClip system（Abbott Vascular, Menlo Park, California）による僧帽弁形成術であり，全世界で 5 万例以上の症例に施行された．MitraClip は他のカテーテル治療と同様に低侵襲な治療であり，その適応の約 8 割は外科手術の高リスクな機能性 MR（functional MR）である．本邦でも 2017 年 10 月 31 日付で製造販売承認された．本稿では，その functional MR に対する MitraClip の適応と治療の実際，そして今後の課題を概説する．

MitraClip system

1 ▪ MitraClip system の概要

MitraClip system は 24Fr のガイディングカテーテル（guide catheter；GC）とクリップデリバリーシステム（clip delivery system；CDS）から構成され（図 1a，b），Clip はその CDS の先端に装着されている．Clip の Arm は CDS 近位端の白いアームポジショナーノブによって，閉じた状態から反転した状態まで開閉することができる（図 2）．また，Gripper は CDS 近位端のグリッパーレバーを用い CDS のシャフト方向に引き上げたり，Arm 方向に下げたりすることができ，前後両弁尖は Arm と Gripper の間にそれぞれ独立して把持される．なお，Clip が CDS から離脱される前であれば，Arm を開き Gripper を CDS のシャフト方向に引き上げることで把持した弁尖を損傷することなく放出し，弁尖把持を再度試みることができる構造となっている．

2 ▪ 実際の手技

実際の治療は全身麻酔下で行われ，主に経食道心エコー図をガイドとして用いる．まず右大腿静脈アプローチで心房中隔穿刺を行い，MitraClip system を左心房に導入する．この心房中隔穿刺は非常に重要なステップである．MitraClip system の左心房内

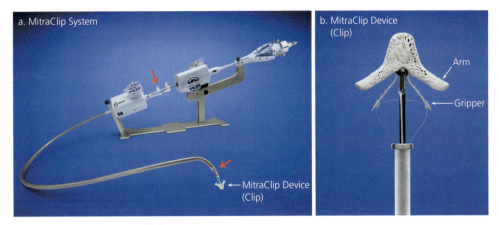

図1 MitraClip system の構造
(a) は Guide catheter に Clip delivery system が装着された状態である．赤矢印間が Guide catheter になる．(b) は先端に装着してある Clip の拡大写真である．

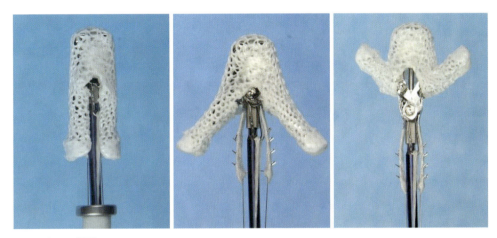

図2 Clip の構造
Clip の Arm は閉じた状態から反転した状態まで開閉できる構造となっている．

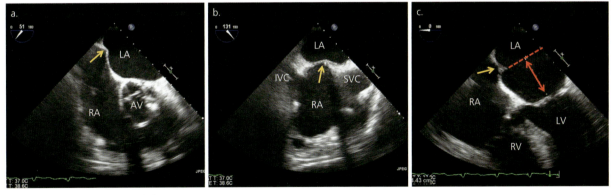

図3 至適な心房中隔穿刺部位
心房中隔穿刺システムの Tenting point（黄色矢印）は Short axis view で後方（a），Bicaval view で中部～上部である必要がある（b）．そして，Tenting point（黄色矢印）を 4ch view で描出し，Tenting point と僧帽弁の Coaptation point 間の距離（赤色矢印）が 4.0～4.5 cm の範囲に収まっていることを確認する（c）．ただし日本に導入予定の MitraClip NT system では 4.5～5.0 cm になる．
AV：aortic valve, IVC：inferior vena cava, LA：left atrium, LV：left ventricle, RA：right atrium, RV：right ventricle, SVC：superior vena cava.

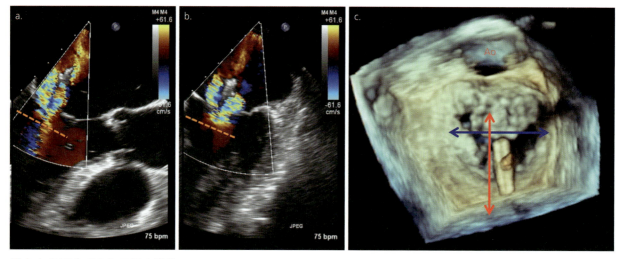

図4 左心房内でのシステム操作
a：Anterior-Posterior 方向の調整は LVOT view で行う．Clip が僧帽弁逆流ジェット発生部位の直上にあり，なおかつ CDS シャフトの軸が前後両弁尖の形成する水平面（橙色破線）に対し垂直で心尖部方向を向いているのがわかる．
b：Medial-Lateral 方向の調整は Bicommissural view で行う．Clip が僧帽弁逆流ジェット発生部位の直上にあり，なおかつ CDS シャフトの軸が前後両弁尖の形成する水平面（橙色破線）に対し垂直で心尖部方向を向いているのがわかる．
c：Clip の Arm 方向の調節後である．僧帽弁の Coaptation line（青矢印）に Arm（赤矢印）が垂直である（Ao：aorta）．

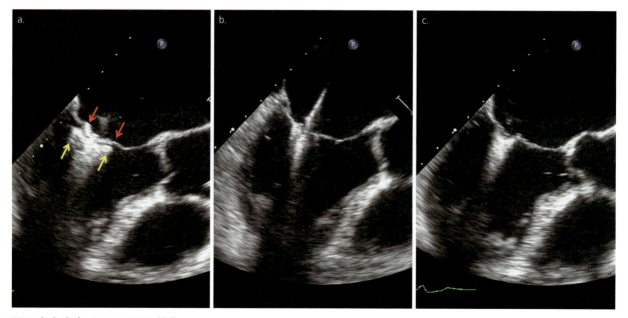

図5 左心室内でのシステム操作
a：Arm（黄色矢印）と Gripper（赤矢印）の間に両弁尖が収まり，Gripper を Arm 方向へ降ろした画像である．次に，この状態から 60 度まで Arm を閉じる．
b：両弁尖を把持し Arm を 60 度まで閉じた画像である．この状態で弁尖把持が十分であるかを評価する．把持が適切であれば Arm を完全に閉じる．
c：Arm を完全に閉じた状態である．この状態で，僧帽弁閉鎖不全症の改善程度，そして僧帽弁狭窄症の評価を行う．

での可動域には制限があり，心房中隔の特定の部位を穿刺する必要がある．至適部位以外を穿刺した場合は，引き続き行う手技が困難となるため治療時間が長くなり，また至適位置を把持することができず治療の不成功に繋がる可能性がある．MitraClip での心房中隔穿刺の部位を図3に示す．

心房中隔穿刺後，GC を左心房内へ進め CDS を挿入する．経食道心エコーの直交する 2 断面（図 4a，b）を用い，Clip を MR ジェットの起源の直上に調節する．その後，Clip の Arm を 180 度まで展開し，Arm と coaptation line の角度を 90 度に調整して（図 4c），左心室内へ Clip を進める．

左心室内でArmとcoaptation lineの角度が90度に保たれていることを再確認する．その後，Armを120度まで閉じ，ゆっくりと僧帽弁方向へ引き上げていく．前後両弁尖がArm上に捕捉されたら，GripperをArm方向に降ろし，次いでArmを閉じる（図5a, b）．この状態で，1）両弁尖の把持，2）残存MR，3）Clipによって惹起された僧帽弁狭窄症を評価し許容範囲内であればClipをCDSから離脱する（図5c）．残存MRの程度により必要に応じて追加のClipを検討する．

右大腿静脈の止血は用手圧迫でも可能であるが，Perclose（Abbott Vascular）によるPre-closure法を用いることで止血を安全かつ迅速に行うことができる[1]．また，Figure of Eight法も有用である[2]．

functional MR

1・functional MRの病態

MRは大きく一次性MRと二次性MRに大別される．一次性MRは，弁尖・弁下組織（腱索および乳頭筋）の器質的異常に起因するものを指し，僧帽弁逸脱症に代表される変性性のほか，リウマチ性弁膜症・感染性心内膜炎などが含まれる．対して二次性MRはfunctional MRと同義であり，弁尖・弁下組織に器質的異常がないにもかかわらずMRを生じるものを指す．拡張型心筋症・虚血性心筋症が原疾患として代表的である．functional MRは僧帽弁弁尖や弁下組織が原因ではなく，左室リモデリングにより両乳頭筋が外側に変位することで僧帽弁弁尖を牽引し（tethering），僧帽弁の接合を悪化させることが主たる病態である．このように，一次性MRが僧帽弁自体の疾患であるのに対し，functional MRは左心室（left ventricular ; LV）の疾患であるということができる．

2・functional MRに対する治療とその限界

治療は，心不全症状やQOLの改善，入院頻度の減少，そして生命予後の改善を目標として行われる．functional MRの病態はLVが主体であるため，至適薬物療法（optimal medical therapy ; OMT），適応があれば心臓再同期療法（cardiac resynchronization therapy ; CRT），血行再建術というLVに対する治療が先行して行われ，これらの治療後も有意なMRが残存する場合には僧帽弁に対する外科手術が検討される．しかし，いずれの治療法も有効性を認める症例がいるものの，限界も存在する．

薬物療法はすべてのfunctional MR症例で施行されるが，そのMR自体に対する効果は十分とはいえない．平均左室駆出率29％の拡張型心筋症と虚血性心筋症に併発した重度MR症例（n＝138）に対するメトプロロールの有効性が報告されている[3]．本研究はプラセボとの無作為化比較試験で，メトプロロール群でMRの有意な減少が認められた．しかし6カ月間でMRの改善は42％の症例で認められるのみであった．β遮断薬以外の心不全治療薬（ACE阻害薬など）のfunctional MRに対するエビデンスはさらに乏しい．

CRTは心不全治療の一つとして確立されており，functional MRを併発した心不全症例にも適応が検討される．functional MRに対しては，「スペックルトラッキングを用いたradial dyssynchrony＞200 ms」，「左室収縮末期径係数＜29 mm/m^2」，「左室乳頭筋付着部が瘢痕でない」の3因子が術後のfunctional MRおよび心血管イベント減少の予測因子であった[4]．術前の中等度以上のfunctional MRは上記因子がすべて揃えば75％で軽度以下へ減少が認められた．しかしそうでない場合は8％でしかMRの改善は認められず，十分に恩恵を受けることができない症例が存在する．

上述の治療にもかかわらず有意なMRが残存する場合は外科手術が検討される．functional MRは併存することで生命予後を悪化させることが報告されている[5]．そのため，functional MR自体を外科手術で治療することが試みられ，左室リモデリング改善や心不全症状改善は示されているものの，生命予後改善効果は示されていない[6]．欧米のガイドラインを参照すると，AHA/ACCおよびESC/EACTSいずれでもfunctional MRに対する単独手術に対する推奨度はClass Ⅱbである[7,8]．また，左室機能障

害を伴った症例が多くガイドライン通りに手術が行われているのは約2割と報告されている[9]．このように functional MR の治療には大きな unmet needs が存在している．

functional MR に対する MitraClip

MitraClip はこのような unmet needs を解消する期待がもたれている．実際に拡張型心筋症などの心筋症に functional MR を合併し，入退院を繰り返し治療に難渋する症例に遭遇することがある．しかし，そのような症例に OMT や CRT を施行しても左心機能や MR は改善しないことがあり，また手術は高リスクなため適応が難しく手詰まりを感じてしまう．このような現状と高い安全性を利点とした MitraClip の特徴から，実臨床では MitraClip の対象の約8割が functional MR となっている[10]．

1・functional MR に対する MitraClip の臨床成績

functional MR に対する MitraClip の臨床成績として，EVEREST II High risk cohort のサブ解析結果が報告されている[11]．対象は STS score 12％以上，もしくは心臓血管外科医が高リスクと判断した Grade 3+/4+ の MR 症例であり，登録された全351例のうち246例が functional MR であった．functional MR 症例の平均年齢は73.2歳で86％（212/246例）が NYHA III/IV の心不全症状を伴っていた．退院時に88％の症例が Grade 2+以下の MR となっており，30-day mortality は4.1％であった．12カ月時点において，MR≦2+の割合，左室拡張末期容積，左室収縮末期容積，NYHA functional class III/IV の割合，年間心不全入院頻度は，いずれも術前と比して改善していた．

しかし MitraClip の functional MR に対する生命予後への効果に関しては外科手術と同様に十分なエビデンスは存在しない．単施設での研究であれば生命予後の改善効果の報告がある[12]．現在，その検証目的に COAPT trial，MITRA-FR study，RESHAPE-HF trial といった至適内科学的療法と MitraClip の無作為化試験が行われている．このなかで COAPT trial は2017年6月に症例登録が終了した．COAPT trial は外科手術が高リスクと判断された functional MR 症例を対象とした無作為化比較試験である．症例は登録前の12カ月以内に心不全入院の既往があるかもしくは BNP≧300 pg/ml，なおかつ適切な内科療法（CRT を含む）が施されていることを条件としている．この内科療法に関しては心不全専門医による診療が必須である．登録症例は「MitraClip 療法＋内科療法」もしくは「内科療法」に無作為割り付けされる．有効性の1次エンドポイントは心不全入院の回避率，安全性の1次エンドポイントは Clip の脱落や外科手術を必要とした手技に関連する合併症の回避率としている．

2・functional MR に対する MitraClip の適応

MitraClip は原則として症候性で高リスクな Grade 3+/4+ の MR 症例で適応が検討される．ここには外科手術と適応が重なる部分がある．外科手術の歴史は長いものの，前述のように functional MR に対する単独手術は AHA/ACC および ESC/EACTS いずれのガイドラインでも Class IIb となっている．また術後の MR 再発に懸念があり弁形成術ではなく弁下組織温存での弁置換術が見直されつつある[13]．もちろん MitraClip も前述の COAPT trial などの結果を含めさらなるエビデンスの蓄積が必要であるが，このような状況下では functional MR にはより積極的な適応も検討される．

ただし，症例の臨床症状，手術リスクおよび MR の重症度から MitraClip の適応が検討されても解剖学的に不適切な症例が存在する．僧帽弁の形態が MitraClip に適しているかが実際に治療を行うに当たって重要になる．表1のように MitraClip を施行するに当たって適した僧帽弁とそうでないものがある[14]．僧帽弁の中央，つまり A2P2 領域からの MR でかつ僧帽弁口面積が保たれている症例（＞4 cm²）は良い適応となってくる．そして functional MR であれば後尖長が保たれ（＞10 mm），coaptation depth が浅い症例（＜11 mm）は最適となる．一方で例えば Cleft からの MR や心内膜炎を伴

表1 僧帽弁の解剖学的評価（文献14）より引用）

Optimal	Limited suitable	Inappropriate
Pathology in segment 2	Pathology in segment 1 or 3	Leaflet perforation or cleft
No calcification	*Slight calcification outside the grasping area *Ring calcification *Annuloplasty with Ring	Severe calcification
Valve area＞4 cm^2	Valve area＞3 cm^2 & good leaflet mobility	Mitral stenosis （＜3 cm^2, gradient＞5 mmHg）
Length of posterior leaflet＞10 mm	Length of the posterior leaflet 7〜8 mm	Length of the posterior leaflet＜7 mm
Coaptation length＜11 mm	Coaptation depth＞11 mm	
Normal thickness and mobility of the leaflets	Restriction（Carpentier ⅢB）	Rheumatic thickness and restriction（Carpentier ⅢA）
MR with prolapse 　Flail size＞15 mm 　Flail gap＜10 mm	Flail size＞15 mm only with large mitral annulus and option for more than 1 clip	Barlow's diseases

う症例は禁忌である．また有意な僧帽弁狭窄を併発している症例やClipを留置する弁尖に高度の石灰化が存在する症例も適応外である．このように，症例の手術リスクおよびMRの重症度評価の次に技術的に治療が可能であるのか，可能であるなら難易度はどの程度なのかを評価し治療を実際に行うこととなる．

3・MitraClipの課題

欧米では心移植の適応となるような極めて低心機能の症例に対してもMitraClipの適応が広がっている．しかし，その際に治療による左室後負荷上昇の可能性が議論に上がる．この後負荷の上昇に低心機能に陥っている心臓が耐えられるかを術前に評価することは難しく，外科手術後に血行動態が安定せず管理に難渋する症例がいる．もちろん外科手術の場合には手術自体の侵襲があるため，純粋な後負荷上昇のみが影響しているわけではない．MitraClipに関して症例報告レベルで心移植へのbridge therapyが報告されている15)．筆者自身も海外で同様の症例を数例経験したが，いずれも術中からMR改善に伴い拍出量は上昇し術後経過も安定していた．重度のMRがあり心拍出量が低下している状態では体血管抵抗を上昇させることで臓器灌流を保っているが，MRが改善し心拍出量が増加すると体血管抵抗は低下することが報告されている16)．エビデンスは不足しているが，この体血管抵抗の低下が後負荷の過剰な上昇を防いでいる可能性がある．

おわりに

functional MRに対するMitraClipの適応と治療の実際，そして課題を概説した．MitraClipはこれまで積極的治療介入が難しかったfunctional MR患者に対するunmet needsに応える，安全かつ効果的な治療法として臨床導入が期待される．特に本邦では心移植件数が少なく，MitraClipは非常に重要性の高い治療法となる可能性がある．

文献

1) Rüter K, Puls M, von der Ehe K, et al : Preclosure of femoral vein access site with the suture-mediated Proglide device during MitraClip implantation. J Invasive Cardiol 25 : 508-510, 2013
2) Cilingiroglu M, Salinger M, Zhao D, Feldman T : Technique of temporary subcutaneous "Figure-of-Eight" sutures to achieve hemostasis after removal of large-caliber femoral venous sheaths. Catheter Cardiovasc Interv 78 : 155-160, 2011
3) Agricola E, Ielasi A, Oppizzi M, et al : Long-term prognosis of medically treated patients with functional mitral regurgitation and left ventricular dysfunction. Eur J Heart Fail 11 : 581-587, 2009
4) Onishi T, Onishi T, Marek JJ, et al : Mechanistic features associated with improvement in mitral regurgitation after cardiac resynchronization therapy and their relation to long-term patient outcome. Circ Heart Fail 6 : 685-693, 2013
5) Bursi F, Enriquez-Sarano M, Nkomo VT, et al : Heart failure and death after myocardial infarction in the community : the emerging role of mitral regurgitation. Circulation 111 : 295-301, 2005
6) Mihaljevic T, Lam BK, Rajeswaran J, et al : Impact of mitral valve

annuloplasty combined with revascularization in patients with functional ischemic mitral regurgitation. J Am Coll Cardiol 49 : 2191-2201, 2007

7) Nishimura RA, Otto CM, Bonow RO, et al ; ACC/AHA Task Force Members : 2014 AHA/ACC Guideline for the Management of Patients With Valvular Heart Disease : a report of the American College of Cardiology/American Heart Association Task Force on Practice Guidelines. Circulation 129 : e521-643, 2014

8) Baumgartner H, Falk V, Bax JJ, et al ; ESC Scientific Document Group : 2017 ESC/EACTS Guidelines for the management of valvular heart disease. Eur Heart J 38 : 2739-2791, 2017

9) Bach DS, Awais M, Gurm HS, Kohnstamm S : Failure of guideline adherence for intervention in patients with severe mitral regurgitation. J Am Coll Cardiol 54 : 860-865, 2009

10) Maisano F, Franzen O, Baldus S, et al : Percutaneous mitral valve interventions in the real world : early and 1-year results from the ACCESS-EU, a prospective, multicenter, nonrandomized post-approval study of the MitraClip therapy in Europe. J Am Coll Cardiol 62 : 1052-1061, 2013

11) Glower DD, Kar S, Trento A, et al : Percutaneous mitral valve repair for mitral regurgitation in high-risk patients : results of the EVEREST II study. J Am Coll Cardiol 64 : 172-181, 2014

12) Giannini C, Fiorelli F, De Carlo M, et al : Comparison of Percutaneous Mitral Valve Repair Versus Conservative Treatment in Severe Functional Mitral Regurgitation. Am J Cardiol 117 : 271-277, 2016

13) Goldstein D, Moskowitz AJ, Gelijns AC, et al ; CTSN : Two-Year Outcomes of Surgical Treatment of Severe Ischemic Mitral Regurgitation. N Engl J Med 374 : 344-353, 2016

14) Boekstegers P, Hausleiter J, Baldus S, et al ; Germany Society of Cardiology Working Group on Interventional Cardiology Focus Group on Interventional Mitral Valve Therapy : Percutaneous interventional mitral regurgitation treatment using the Mitra-Clip system. Clin Res Cardiol 103 : 85-96, 2014

15) Garatti A, Castelvecchio S, Bandera F, et al : Mitraclip procedure as a bridge therapy in a patient with heart failure listed for heart transplantation. Ann Thorac Surg 99 : 1796-1799, 2015

16) Gaemperli O, Biaggi P, Gugelmann R, et al : Real-time left ventricular pressure-volume loops during percutaneous mitral valve repair with the MitraClip system. Circulation 127 : 1018-1027, 2013

循環器ジャーナル

▶ 2017年10月号 [Vol.65 No.4　ISBN978-4-260-02945-2]

1部定価：本体4,000円+税
年間購読 好評受付中！
電子版もお選びいただけます

特集　ACSの診断と治療はどこまで進歩したのか

企画：阿古潤哉（北里大学医学部循環器内科学）

主要目次

■ I. ACSの基礎知識
ACSの分類、universal definition、バイオマーカー
　／川島千佳、日比　潔、木村一雄
わが国におけるACSの疫学／石原正治
ACSの病理、ACS発症のメカニズム／大塚文之
■ II. ACSの診断
ACSの診断／高見浩仁、園田信成
ACSのCT、MRI診断／寺島正浩
ACSと鑑別すべき疾患／奥野泰史、青木二郎
■ III. ACSの治療
ACSの血管内イメージング所見／石松　高、光武良亮、上野高史
STEMIの治療／伊苅裕二
血栓吸引療法のコントロバーシー／日置紘文、興野寛幸、上妻　謙

door-to-balloon時間（D2BT）、onset-to-balloon時間（O2BT）の重要性／藤田英雄
NSTEMI, UAPの治療方針／齋藤佑一、小林欣夫
特殊な病態　冠動脈解離と冠攣縮／伊藤智範
冠動脈インターベンションの適切な適応
　appropriate use criteriaの視点から／猪原　拓、香坂　俊
■ IV. ACSの二次予防
抗血小板療法、DAPT／飯島雷輔
ACSの脂質低下療法　PCSK9を含めて／藤末昴一郎、辻田賢一
糖尿病治療／坂口一彦
β遮断薬／田巻庸道、中川義久
ACS患者におけるACE-I, ARB, MRA／神田大輔、大石　充
■ V. ACSの非薬物療法
リハビリテーション／長山雅俊
重症心不全を合併したACSに対する補助循環
　VAD, IABP, Impella／中本　敬、坂田泰史

医学書院

〒113-8719　東京都文京区本郷1-28-23　[WEBサイト] http://www.igaku-shoin.co.jp
[販売部] TEL：03-3817-5650　FAX：03-3815-7804　E-mail：sd@igaku-shoin.co.jp

■ B5 頁208 2017年
定価:本体3,800円+税
[ISBN978-4-260-03220-9]

科研費採択される3要素 第2版
アイデア・業績・見栄え

名古屋市立大学 学長
郡 健二郎

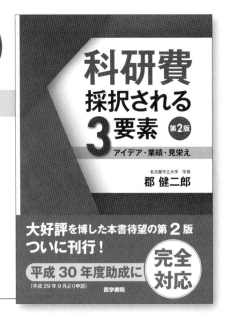

大幅改定される平成30年度助成
（平成29年9月より申請）に
完全対応した最新版！

驚異の採択件数を誇る教室のトップである著者が贈る、渾身の書の改訂第2版。初版で好評を博した本書の構成は基本的に踏襲しつつ、平成30年度助成（平成29年9月より申請）分より大幅に変更となる科研費の新制度にしっかり対応した内容となっている。特に第2章「科研費の制度を知る」は最新の応募様式に沿った内容に大幅刷新。審査委員の心をグッとつかむコツが随所に散りばめられた待望の第2版、ここに堂々の刊行。

目次

第1章　研究の楽しさ、美しさ
第2章　科研費の制度を知る
第3章　申請書の書き方
　A　研究課題
　B　研究目的①（概要）
　C　研究目的②（学術的背景、研究動向、着想までの経緯など）
　D　研究計画・方法
　E　準備状況および研究成果を社会・国民に発信する方法
　F　研究業績
　G　これまでに受けた研究費とその成果等
　H　人権の保護および法令等の遵守への対応
　I　研究経費の妥当性・必要性
　J　研究経費（設備備品費、消耗品費、旅費等）
　K　研究費の応募・受け入れ等の状況・エフォート
第4章　見栄えをよくするポイント
付録
コラム（キラリと輝く申請書）

医学書院

〒113-8719　東京都文京区本郷1-28-23　　[WEBサイト] http://www.igaku-shoin.co.jp
[販売部] TEL:03-3817-5650　FAX:03-3815-7804　E-mail:sd@igaku-shoin.co.jp

特集 Structural Heart Disease インターベンション―「新しい」インターベンションのすべて
MitraClip

degenerative MR に対する MitraClip の適応と治療の実際

天木 誠

> **Point**
> - 僧帽弁閉鎖不全症は最も頻度の高い弁膜症疾患であるが，手術適応のある患者の半数近くが手術に至っていない．
> - MitraClip 治療の位置付けは，手術がハイリスクな器質性 MR 症例への治療であると確立されつつある．
> - MitraClip 治療の適応となる患者スクリーニングには，経胸壁心エコー検査が重要である．
> - 長期成績においては，初期に MR 再発を認めなければ術後 5 年間は手術と同等の効果を得られる．

　僧帽弁閉鎖不全症（MR）は弁膜症疾患のなかでも最も頻度の高い疾患であり，米国における患者数は 200 万〜250 万人[1]，日本全体の人口比で考えるとおよそ 80〜100 万人とも推定される．僧帽弁閉鎖不全症は，原因が弁膜の障害により引き起こされる器質性（原発性）MR と，弁自体に問題はないが僧帽弁を支えている左室が障害された結果生じる機能性（二次性）MR に分かれる．MR の予後，治療法や治療に対する反応は，原因が器質性か機能性かにより著しく異なるため，原因同定のために詳細な評価が必要である．

　器質性 MR の原因で最も多いのは粘液腫性変性僧帽弁で，腱索が延長ないし断裂して弁尖の接合部がずれて逆流を来す．そのほかの原因としてはリウマチ性，薬剤性，感染性心内膜炎や全身性疾患に伴うものもある．器質性 MR 治療のゴールドスタンダードは外科手術であるが，手術を行わなかった場合は器質性 MR の年間死亡率は中等度 MR で 3%，重症 MR で 6% とされる[2]．一方でガイドライン上，手術適応のある器質性 MR 患者の半数近くが手術に至っていないことも指摘されている[3]．手術に至っていない原因として，高齢，高度腎機能低下，開胸手術の既往による癒着などといった高い周術期リスクが考えられる．MR の発症頻度は年齢とともに増加し，高齢になれば手術のリスクは増加する．80 歳以上の高齢者患者に僧帽弁手術を行うと，mortality および morbidity は，それぞれ 17%，36% との報告もある[4]．これまで，このような状況ではリスクを負いながらも手術を行うか，保存的治療で心不全の再発を繰り返すかのどちらかであった．どちらの選択肢も長期入院のリスクが高く，超高齢化社会を迎え医療費が高騰する日本では看過できない問題であった．

　近年，手術リスクの高い MR に対して経皮的僧

あまき まこと　国立循環器病研究センター心臓血管内科部門心不全科（〒565-8565 大阪府吹田市藤白台 5-7-1）

帽弁カテーテル修復術の技術が開発され臨床応用されている．なかでも現在，最も臨床応用されているのはMitraClip（Abott Vascular, IL）である．このデバイスは欧州で有症候性の器質性および機能性MRに対して2008年CEマークを取得し，米国では有症候性の器質性MRのみに2013年FDAの承認を得た．2017年現在，日本でも治験が終了しており，今後器質性および機能性MRに対し保険承認される可能性が高い．

本稿では器質性MRにフォーカスを当てて，MitraClip治療のエビデンス，各種ガイドラインでの位置付け，心エコーにおける選択基準，および手技の実際を解説したい．

これまでの研究

これまで多くの研究で，MitraClipの安全性，有効性が実証されている．MRに対してMitraClip治療と従来の外科手術を比較した唯一の多施設前向き無作為化試験であるEVEREST（Endovascular Valve Edge-to-Edge Repair Study）Ⅱ研究は，手術適応のある症候性重症MR患者279例を対象としMitraClip群と手術（形成または置換術）群を2：1にランダム化して比較した研究である．全体の患者の約3/4に当たる患者が器質性MRで（器質性73% vs. 機能性27%），NYHA≧Ⅲの患者が52%を占め，左室機能障害が著しい症例（収縮末期径＞55 mm，EF≦25%）は除外されている．MR再発による手術移行率はMitraClip治療のほうが手術よりも高かったが（20% vs. 2%），1年および4年後のフォローアップでは，重症MRの頻度および死亡率に差を認めなった．手術では一般的に行われる弁輪拡大に対する処理がMitraClipでは行えないことが起因していると考える．一方，安全性については2単位以上の輸血が外科手術群に比してMitraClip群で有意に少なかった（15% vs. 48%）[5]．このような現状から，手術のリスクが低いのであれば，まずは手術が選択される．そのためMitraClip治療は手術不能例に対して検討されるべきである．EVEREST Ⅱのサブ解析であるHigh Risk Registry（HRR）では予測周術期死亡率≧12%の78人のMR患者に対してMitraClip群と薬物群を比較し，1年後の生存率は薬物治療群55%に対してMitraClip群76%と有意に良好で，年間心不全再発率も0.59から0.32（p＝0.034）に低下した[7]．このように手術不能と判断された患者でも薬剤治療に比較して生存率の改善，心不全再発抑制を得られることが証明されている．ただしこれら2つの研究は半数以上が機能性MRを対象としている．

手術ハイリスクの器質性MRに対するMitraClip治療

弁が原因である器質性MRと比べて，心筋や弁輪拡大などの僧帽弁複合体が原因の機能性MRは病態も予後も異なるため，治療成績は器質性と機能性を分けて検討されるべきである．すなわち手術リスクが高く手術を選択できない器質性MR患者でのMitraClip治療の成績が求められる．Taramassoらは重症器質性MRで手術ハイリスクないしは高齢である48例（平均年齢79歳，57%が80歳以上，STSスコア12%，平均EF57%）を対象としてMitraClipを施行．平均ICU滞在時間は22時間，入院期間4.5±2.4日であり91.5%の患者で退院時MR≦2/4であった．1年および2年後における生存率は89%，70%であり，MR≧3/4の再発を回避できた患者は80%，77%であった．QOLおよび6分間歩行距離の改善も認めている[8]．またEVEREST試験の手術不能と判断された器質性MR 127例（平均年齢82歳，87%がNYHA≧Ⅲ以上）を対象としたREALISM continued-access registryでの検討では，1年後のMR≦2/4を得られた患者は83%，NYHA≦Ⅱは87%であり，MitraClip治療により年間の心不全入院は73%抑制された．MR≧3/4と残存を認めた群での1年後イベント回避率は52%と不良であったが，残存MR≦2/4のイベント回避率は80%以上と良好であった．注目すべきは残存MR 1/4であった群と残存MR 2/4であった群の間にイベント発生率での違いは認めなかった（図1）[9]．MitraClipでの治療目標を残存

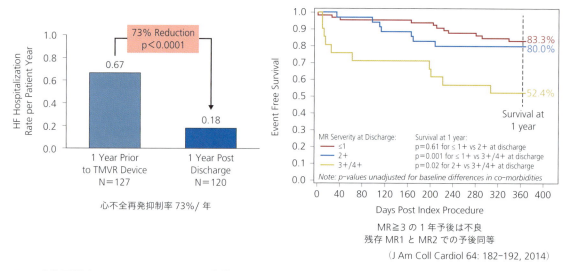

図1 手術困難な DMR での MitraClip 成績 REALISM continued-access registry

心不全再発抑制率 73%/年

MR≧3 の1年予後は不良
残存 MR1 と MR2 での予後同等

(J Am Coll Cardiol 64: 182-192, 2014)

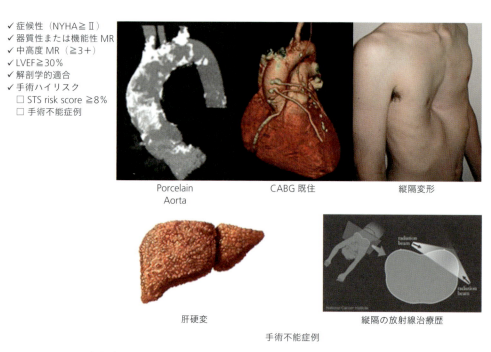

図2 MitraClip 適応症例

MR 2/4 以下としている由来である．このような結果から，ハイリスクで手術が困難な器質性 MR 症例へは MitraClip 治療を選択する位置付けが確立されつつある．

ガイドラインでの MitraClip の位置付け

ガイドライン上，このデバイス治療の位置付けはどのようにされているのであろうか．

これまでの研究結果からも外科的手術に比して2割程度の患者で MR≧3/4 を残存することが指摘されていることから，手術に変わる治療とはいえない．弁輪形成が一般的な現在の僧帽弁形成術に比較して，弁尖のみを縫合する MitraClip では初期成績が不十分だからである．2014 年 AHA/ACC ガイドライン[10]では，MitraClip の適応として，十分な内科治療にもかかわらず①NYHA 心機能分類Ⅲ〜Ⅳ，②重症器質性 MR，③解剖学的に手技に適した

MR，④想定される生命予後が確保されている症例で，なおかつ手術不能症例としている（Class Ⅱb，エビデンスレベルC）．ESC/EACTS ガイドライン2012年[11]）でも同様に，症候性の器質性MRでエコー所見が満たされ，1年以上の生命予後が見込め，手術不能またはハイリスクと判断された患者としている（Class Ⅱb，エビデンスレベルC）．

手術不能またはハイリスクとは，具体的にはSTSスコア≧8％，Child-Pugh分類B以上の肝機能障害，porcelain aortaなどで人工心肺に乗せることが危険と判断された症例などである（図2）．特に腎機能障害患者では人工心肺に乗せると透析のリスクが高くなるとされる．術前のクレアチニン値が2 mg/dl以上では10％以上，4 mg/dl以上では25％の確率で術後透析が必要となるというデータもあることから，造影剤を使用しないMitraClip治療は良い適応であると考えられる．そのほか，高齢になり重症度が進行し術後早期に離床することが望ましい症例も良好な適応となるであろう．

MitraClip治療が適合する条件：経胸壁心エコーで評価するポイント

心エコーはMitraClip治療のスクリーニングにおいて非常に重要な位置を占める．以下に注目すべきポイントを示す．

1・MRの原因は？

器質性MRの場合，カラードプラを外した2D画像でしっかりと弁を描出し，MRが生じる原因はどこにあるのか，形態的な異常を突き止める．時に拡大画面でも記録し，逸脱の場合，どの弁が落ちているのか？　外科医が使用するCarpentier分類（図3）をもとに詳細にレポートに記載する．逸脱部位の対側である弁尖の可動性，そのほか，クレフトの有無なども評価する．機能性MRの場合，弁輪拡大に伴うものか，tetheringに伴うものかを明記する．時に高齢者では軽度弁変性に弁輪拡大が併存することでMRを認めるmixed typeも多く存在する．

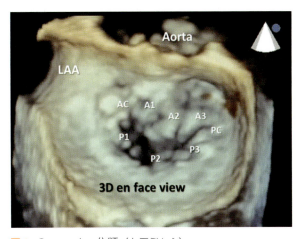

図3 Carpentier分類（左房側から）

Barlow's diseaseのように広範な逸脱や，交連部の逸脱，弁尖裂開ないしはクレフトがある場合，感染性心内膜炎後の変成弁に対する把持は難しいため除外基準となる．

2・MRの重症度は？

適応となる重症度はMR≧3/4である．詳細な重症度評価の方法は成書に譲るが，正確な定性評価，定量評価により重症度を判定することが大切である．また，定量評価は熟練した技術を必要とし，弁輪計測値の誤差などで時として過大評価や過小評価を生み出す可能性を秘めている．まずは定性評価である程度重症度を判定したうえで，定量評価を行うべきである．そのほか，左房容積拡大，肺静脈血流パターンでの収縮期波形減高，拡張早期僧帽弁流入波形速度の増高も重症度評価には欠かせない．

3・逸脱の場合，MR jet主流の部位は？

逆流ジェットの首座がどこに位置するのかは，MitraClip治療が可能かどうかに大きく影響する．一般的にMitraClip治療が可能な部位は中央部分からの逆流で，Carpentier分類ではA2，P2領域からの逆流である．ただ，経験を積めば中央から少し外れた部位でも把持可能である．交連部逸脱は把持が難しいため除外基準となる．

4・僧帽弁後尖の長さ，可動性は十分か？

MitraClipデバイスはクリップデリバリーシステ

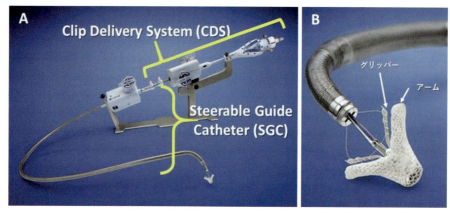

図4 MitraClip デバイス

ム（CDS）とスティーラブルガイドカテーテル（SGC）から構成されている（図4）. クリップはCDSの先端にマウントされており、グリッパーとアームより構成される. グリッパーとアームの間に弁を挟み込み、前尖と後尖を把持する仕組みである. アームとグリッパーの隙間の深さは9 mmであり、把持をする弁（特に後尖）が7 mm以下であると、十分に把持ができず、最悪片方の弁が外れるpartial clip detachmentという合併症となりうる. また弁の長さが8 mm以上認めた場合でもtetheringの影響などで可動性が乏しいとクリップ把持時に弁が裂けるおそれもあるため、心エコーでは把持領域の後尖が最低7 mmあり、かつ可動性が良好であることを確認する必要がある. また、把持する領域が過度に肥厚ないしは石灰化による変成がある場合も、除外基準となる.

5 ▪ 僧帽弁口面積は≧4 cm² を確保できているか？

MitraClip治療では弁尖を把持しdouble orificeを作り出すことで逆流を改善させる治療だが、同時に医原性の僧帽弁狭窄症（MS）を来す懸念がある. EVEREST II試験でもMitraClip治療により弁口面積は約半分に低下し、僧帽弁圧較差は1.5倍となった. ただしこれらの変化は手術による弁輪形成を行った場合とほぼ同等の変化であり、有意な僧帽弁狭窄症を来した症例は認めなかったとしている[12]. EVEREST II試験では、僧帽弁口面積≧4 cm²が確保されている症例を適応基準としている. 別の検討では僧帽弁口面積≧3 cm²であれば安全に手技を成功させることができるとの報告もあるが[13]、一方で僧帽弁口面積3.9 cm²の症例に1つのクリップを挿入した後に僧帽弁狭窄症を来したとの報告もあり[14]、僧帽弁口面積<4 cm²は除外されるのが妥当と考える.

6 ▪ 左室拡大や収縮能低下は？

EVEREST II試験では左室リモデリングが過度に進行した症例（LVEF≦25%, LVESD>55 mm）を除外している. 本邦で行われたAVJ-514研究[15]ではLVEF≧30%, LVESD≦60 mmの選択基準を採用しており、保険償還後もこの適応が採用されると見込まれる.

MitraClip 手技の実際

大まかな手技の流れを下記に示す.

1. 心房中隔穿刺
2. MitraClipデバイスの挿入操作、ポジショニング
3. 弁尖把持および挿入の評価
4. クリップの留置
5. システムの抜去
6. 必要に応じて2個目のクリップ留置

手技の最初のステップは心房中隔穿刺であるが、MitraClip手技には正確な位置での心房中隔穿刺が求められる. 中隔穿刺にはSL-0シースと穿刺針を

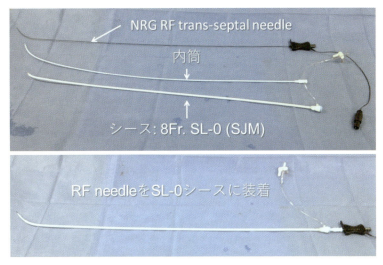

図5 心房中隔穿刺に使用するデバイス

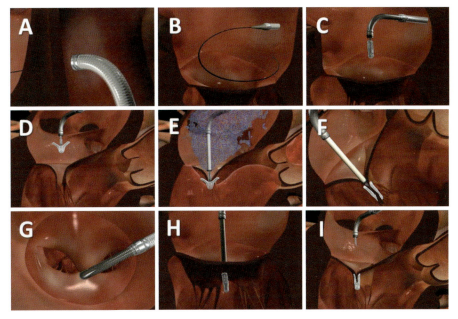

図6 MitraClip 手技の実際

使用する．穿刺針は電気的に穿刺を行うことのできる RF ニードルを使用すると，余分な力を中隔に加えることなく穿刺が行えるためより安全である（図5）．アンギオや心腔内エコーガイド下での中隔穿刺に慣れ親しんだ先生が多いかとは思うが，MitraClip では僧帽弁輪からの距離を重視するため，経食道心エコー（TEE）ガイド下での中隔穿刺が推奨されている．中隔穿刺の部位を誤って穿刺した場合，その後のデバイスによる僧帽弁へのアプローチが大きく変わるため，穿刺には非常に長い時間を費やす．具体的には，卵円窩の上方後側 1/4「posterior」「superior」部位で，かつ僧帽弁輪から 4 cm の距離を確保できた場所で穿刺を行う．

穿刺後，SL-0 シースを左房内に留置し，J カーブのエクストラスティッフワイヤーを左上肺静脈に留置する．その後，ダイレーターの付いた 24F の SGC をワイヤー伝いに上行させ，左房に挿入させる（図6A，B）．SGC を挿入後，いったんスタビライザーに固定してから内筒を抜いてゆく．その SGC 内に，先端にコバルトクロム合金製クリップ

をマウントされた CDS を挿入し（図 6C），クリップ先端を左房に到達させ，TEE ガイド下にクリップを操作して逆流の中心までクリップを持ってゆく（図 6D，E）．僧帽弁前後尖の先端中央をクリップで留める（図 6F）．クリップ留置後に TEE により，逆流レベルおよび僧帽弁通過血流速度から平均圧較差を測定．MR 2/4 以下および，平均圧較差 5 mmHg を超えていないのであればクリップを外す（図 6I）．MR が 3/4 以上残存している場合同様の手順で 2 つ目のクリップを検討する．注意すべきは，覚醒時と比較して全身麻酔下では血管抵抗が低下し左室への後負荷が低下する点である．そのため覚醒時に比較して MR が過小評価される可能性が高く，時には覚醒時の血圧まで上昇させて MR を評価することも必要である．

MitraClip 治療への懸念

1・弁尖をクリップで把持することで，MR の軽減だけではなく医原性 MS を来すのでは？

MitraClip と手術を比較した EVEREST Ⅱ試験では，MitraClip 術後僧房弁口面積は半減するが，その低下率は手術による弁輪形成術と同等で，184 例中弁口面積＜1.5 cm^2 を来した症例は 1 例もなかったとされている[12]．一方で，術後僧帽弁平均圧較差が 5 mmHg を超えると，有意に肺高血圧と来す[16]ことや，また予後も不良である[17]ことが言われている．MitraClip の利点は，把持後も血行動態が悪化するようであれば把持を解除して留置を諦めることが可能な点である．僧帽弁平均圧較差が 5 mmHg を超える場合は，僧房弁口面積なども総合的に評価して留置を決めるべきである．

2・MR により左室高負荷が軽減されていた状態で，急に MR を解除することで左室へのアフターロードミスマッチが生じ，心不全を悪化するのでは？

複数の研究で MitraClip による血行動態改善効果が証明されている．これまで，左室リモデリングによる左室機能障害が著しい場合，重症 MR の修復により左室から左房へ抜けていた逆流が消失することで，左室への後負荷の上昇が急激にかかり，血行動態破綻につながる可能性が危惧されていた．MitraClip 前後に行った容量－圧曲線評価では，興味深いことに順行性拍出量が増加することでむしろ左室拡張末期圧が低下し，左室の unloading が起こることが証明された[18]．すなわち，MitraClip 治療では高負荷の増大よりも順行性拍出量の増加が重要であることが示された．

3・クリップの治療を行うと，その後僧帽弁形成術を行うことができないのでは？

前述の通り，MitraClip 治療のおよそ 2 割弱で，治療後 MR 3/4 以上を残してしまう症例が存在する．このような症例では，再度 MitraClip を選択することは可能であるが，弁輪拡大がメインの機能性 MR や，一度目の治療で僧帽弁平均圧較差が上昇している症例などでは再度 MitraClip を選択できないこともある．EVEREST RCT での MitraClip 群で，その後 MR 再発した 32 症例に対して手術が行われた検討では，21 例で形成術を行うことが可能であると報告している[19]．すなわち，何らかの理由で手術による僧帽弁形成術が不可能で MitraClip を選択したとしても，その後形成術を再度行うことが可能であることを示唆している．

4・MitraClip は長期において耐久性があるのか？

MitraClip 治療と僧帽弁手術を比較した EVEREST Ⅱ試験での 5 年成績が発表されている[20]．MitraClip 治療が行われて初期に MR≧3/4 の再発を認めた患者を除いた群と手術群と比較して，5 年生存率および手術回避率は同等であったと報告している．すなわち初期に MR≦2/4 を得られれば 5 年間は手術と同様の効果を得られるとの結果である．一方で，それ以上の耐久性および効果については今後の研究が待たれる．

MitraClipの限界と今後

　MitraClipによるMRに対する治療は，外科的手術と同等の効果を得られるわけではない．MitraClip治療では，僧帽弁輪に対する処置，心房細動再発を抑制するMaze手術（ないしは凍結凝固）や三尖弁への治療介入など，外科手術で一般的に行える手技が行えない．弁輪形成術の有用性が手術で証明されている現在，MRの再発率を下げるためには弁輪へのアプローチが今後の重要な課題である．現在，新たに開発されているカテーテルによる弁輪形成術などの実用化が待たれる．

文献

1) Nkomo VT, Gardin JM, Skelton TN, et al : Burden of valvular heart diseases : a population-based study. Lancet 368 : 1005-1011, 2006
2) Enriquez-Sarano M, Akins CW, Vahanian A : Mitral regurgitation. Lancet 373 : 1382-1394, 2009
3) Bach DS, Awais M, Gurm HS, Kohnstamm S : Failure of guideline adherence for intervention in patients with severe mitral regurgitation. J Am Coll Cardiol 54 : 860-865, 2009
4) Mehta RH, Eagle KA, Coombs LP, et al : Influence of age on outcomes in patients undergoing mitral valve replacement. Ann Thorac Surg 74 : 1459-1467, 2002
5) Feldman T, Foster E, Glower DD, et al ; EVEREST II Investigators : Percutaneous repair or surgery for mitral regurgitation. N Engl J Med 364 : 1395-1406, 2011
6) Rudolph V, Knap M, Franzen O, et al : Echocardiographic and clinical outcomes of MitraClip therapy in patients not amenable to surgery. J Am Coll Cardiol 58 : 2190-2195, 2011
7) Whitlow PL, Feldman T, Pedersen WR, et al ; EVEREST II Investigators : Acute and 12-Month Results With Catheter-Based Mitral Valve Leaflet Repair The EVEREST II （Endovascular Valve Edge-to-Edge Repair） High Risk Study. J Am Coll Cardiol 59 : 130-139, 2012
8) Taramasso M, Maisano F, Denti P, et al : Percutaneous edge-to-edge repair in high-risk and elderly patients with degenerative mitral regurgitation : Midterm outcomes in a single-center experience. J Thorac Cardiovasc Surg 148 : 2743-2750, 2014
9) Lim DS, Reynolds MR, Feldman T, et al : Improved functional status and quality of life in prohibitive surgical risk patients with degenerative mitral regurgitation after transcatheter mitral valve repair. J Am Coll Cardiol 64 : 182-192, 2014
10) Nishimura RA, Otto CM, Bonow RO, et al ; ACC/AHA Task Force Members : 2014 AHA/ACC Guideline for the Management of Patients With Valvular Heart Disease : a report of the American College of Cardiology/American Heart Association Task Force on Practice Guidelines. Circulation 129 : e521-643, 2014
11) Taylor J : ESC/EACTS Guidelines on the management of valvular heart disease. Eur Heart J 33 : 2371-2372, 2012
12) Mauri L, Foster E, Glower DD, et al ; EVEREST II Investigators : 4-year results of a randomized controlled trial of percutaneous repair versus surgery for mitral regurgitation. J Am Coll Cardiol 62 : 317-328, 2013
13) Lubos E, Schlüter M, Vettorazzi E, et al : MitraClip therapy in surgical high-risk patients : identification of echocardiographic variables affecting acute procedural outcome. JACC Cardiovasc Interv 7 : 394-402, 2014
14) Cockburn J, Fragkou P, Hildick-Smith D : Development of mitral stenosis after single MitraClip insertion for severe mitral regurgitation. Catheter Cardiovasc Interv 83 : 297-302, 2014
15) Hayashida K, Yasuda S, Matsumoto T, et al : AVJ-514 Trial-Baseline Characteristics and 30-Day Outcomes Following MitraClip® Treatment in a Japanese Cohort. Circ J 81 : 1116-1122, 2017
16) Boerlage-van Dijk K, van Riel AC, de Bruin-Bon RH, et al : Mitral inflow patterns after MitraClip implantation at rest and during exercise. J Am Soc Echocardiogr 27 : 24-31. e1, 2014
17) Neuss M, Schau T, Isotani A, et al : Elevated Mitral Valve Pressure Gradient After MitraClip Implantation Deteriorates Long-Term Outcome in Patients With Severe Mitral Regurgitation and Severe Heart Failure. JACC Cardiovasc Interv 10 : 931-939, 2017
18) Gaemperli O, Biaggi P, Gugelmann R, et al : Real-time left ventricular pressure-volume loops during percutaneous mitral valve repair with the MitraClip system. Circulation 127 : 1018-1027, 2013
19) Argenziano M, Skipper E, Heimansohn D, et al ; EVEREST Investigators : Surgical revision after percutaneous mitral repair with the MitraClip device. Ann Thorac Surg 89 : 72-80, 2010 ; discussion p 80
20) Feldman T, Kar S, Elmariah S, et al ; EVEREST II Investigators : Randomized Comparison of Percutaneous Repair and Surgery for Mitral Regurgitation : 5-Year Results of EVEREST II. J Am Coll Cardiol 66 : 2844-2854, 2015

特集 Structural Heart Disease インターベンション―「新しい」インターベンションのすべて
先天性，その他

ASD/PDA/VSD closure 治療の適応と実際

原　英彦

> **Point**
> - カテーテルを用いた構造的心疾患治療が広まるなかで，経皮的弁膜症治療以外の closure device（閉鎖栓）を用いた治療が増えつつある．
> - カテーテルによるデバイス留置で修復可能な成人先天性心疾患は，主に心房中隔欠損，卵円孔開存，動脈管開存であるが，このほかにも頻度は少ないが心室中隔欠損，大動脈肺動脈窓やバルサルバ洞動脈瘤破裂など緊急治療を要する疾患もある．

心房中隔欠損症（atrial septal defect ; ASD）

本邦で最も多く行われている成人先天性心疾患に対するデバイス治療であり治療成績も良い．CVIT（日本心血管インターベンション治療学会）のレジストリーデータからも成功率 98% 以上と報告されている．下記の 2 種類のデバイスが本邦で使うことができる．使用にあたっては JPIC-CVIT 教育委員会の認定施設・認定術者であることが必須である（JPIC：日本 Pediatric Interventional Cardiology 学会）．

▪ AMPLATZER Septal Occluder（Abbott 社）

こちらのデバイスは図 1 のように 2 枚の disc から構成され，中央にはウエスト（厚み）があることが判る．左房 disc のほうが大きい構造をとっており disc 同士で中隔の組織（辺縁）を把持し，かつウエスト部分で欠損孔に蓋をする（ステント効果）

仕組みである．本邦でも 2005 年から導入され，現在既に 7,000 例以上の留置実績がある．適応は左→右シャントのために右室の拡大があることで，肺体血流比の値は必須ではない．その他，心不全症状の存在，奇異性塞栓症，心房性不整脈，右左シャントによる低酸素血症にて治療適応となる．主要な合併症は心侵食とデバイスの脱落/塞栓であるが，disc が大動脈壁を穿通し心タンポナーデや心内シャントを形成する侵食は 0.2〜0.3% 前後の確率で生じるため，経食道超音波にて広範囲前方兼上方リム欠損がある場合の留置や過剰なオーバーサイズの選択は禁忌である．

▪ FF2：Figulla Flex Ⅱ（Occlutech 社製造，日本ライフライン株式会社販売）

こちらのデバイスは本邦に 2016 年から登場したデバイスである（図 2）．左房 disc の中心にハブがないことが特徴で，かつ左房側 disc 表面の金属ワイヤーが疎であるため金属量が少なく左右 disc が

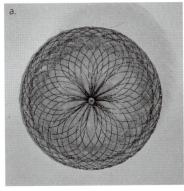
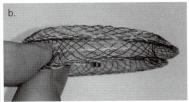

図1 AMPLATZER Septal Occluder（Abbott社）
a：右房側より観察．中央にケーブル接続用ハブがある．中心にパッチが編み込まれておりシャントを止めてデバイスに内皮化をもたらす役目を担っている．
b：同デバイスを側面から観察．上方の左房側discが大きく作られている．上下のdiscの間に太いウエストがあり，シャントをブロックする働きがある．

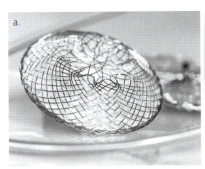
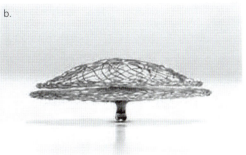

図2 Figulla Flex Ⅱ（Occlutech社/販売；日本ライフライン）
a：左房discのワイヤーが疎であり，比較的柔軟な構造である．
b：右房disc側にのみケーブル接続用のハブが付いている．

開きやすい，つまり大動脈壁への物理的ストレスを低減化し侵食を減らすのではと期待されている．留置自体もワイヤーケーブルとdiscの角度がフレキシブルであるため留置に伴う中隔へのストレスが少ない特徴をもつ．

動脈管開存（patent ductus arteriosus；PDA）

現在わが国で使用可能なPDA閉鎖用のデバイスは，コイルとAMPLATZER Duct Occluder Ⅰ（ADO Ⅰ，Abbott社）である（図3）．コイルにはフリッパーコイルをはじめとする数種類の製品が使用されているがPDA径が大きければ（通常最狭部で3mm以上）デバイスにて閉鎖したほうが確実である．ただし解剖学的形態によってはデバイス留置困難な場合がある．PDAの形態分類には大動脈造影側面像を用いたKrichenko分類が広く用いられている．タイプAが最も多くかつADO Ⅰ留置に適している．少数ではあるがADO Ⅰには不向きな形態へのADO Ⅱ，ADO Ⅱ ASといった閉鎖栓が海外では使用されているが本邦では未承認である．そのため症例によってはオフラベル使用にてAMPLATZER Vascular Plug Ⅱ（AVP Ⅱ）が用いられる場合もある．

多くのPDAは乳児期から小児期に発見され治療が行われるが，症状が比較的乏しいために成人期まで放置されたり，もしくは成人期になって初めて診断されたりするPDAも稀ではない．特に最近，高齢者心不全の原因としてPDAを診断される場合が散見されるようになった．高齢者のPDAはその形態や血行動態が小児期とは大きく異なり，カテーテル治療の適応に際しても注意を要する．現在わが国

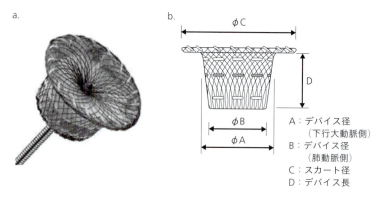

図3 AMPLATZER Duct Occluder Ⅰ（Abbott社）
a：ADO Ⅰ．国内で用いられる唯一のPDA閉鎖栓である．retention discが大動脈側で展開されampullaに収まる設計になっている．
b：実際の閉鎖術にはA-D径を念頭に脱落や溶血，肺動脈狭窄を来すことがないように留置を行う（ADO Ⅰ添付文書より抜粋）．

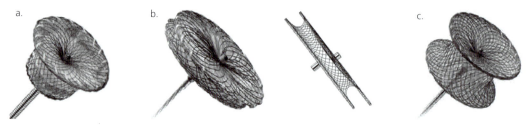

図4 VSD閉鎖に用いられる様々なデバイス
a：AMPLATZER Duct Occluder Ⅰ．これは経皮的動脈管開存閉鎖に用いられるデバイスであるが左室心室中隔側にretention discを開き留置する．右室側にretention discがないために組織を圧迫しづらく房室ブロックを生じにくいといわれている．
b：AMPLATZER Membranous Occluder（未承認）．CEマーク取得済．膜様部VSD閉鎖デバイス．薄い膜様部にフィットするようにウエストが薄い構造となっている．
c：AMPLATZER Muscular VSD Occluder（未承認）．FDA承認済のデバイスであるが，本邦未承認である．筋性VSD閉鎖のためにウエストが厚い構造となっている．

で使用可能なADO Ⅰのサイズは7種類あるが原則的に，ADO Ⅰの肺動脈端径が動脈管最小径より2 mm以上大きいものを選択する．

　また，高齢者のPDAでは動悸，息切れなどの心不全症状を有しており，長期の左心系容量負荷のため，心房細動，僧帽弁閉鎖不全，大動脈弁閉鎖不全を合併することが多い．成人のPDAを外科的に閉鎖するには小児期のように単純な結紮術は困難で，人工心肺を用いた開心術を選択する場合もあり侵襲度が増すためカテーテル治療の有用性は高い．CTを用いた動脈管の3D構築像は成人のPDAでは特に閉鎖術前評価に有用である．ただし，成人のPDAでは動脈管径の大きなものや石灰化病変を伴っているものが多いためカテーテル治療後も残存短絡が残りやすく，稀に重度の溶血を合併することがあるため注意を要する．特に心房性不整脈に対する抗凝固薬を併用している場合にはさらに注意が必要である．

心室中隔欠損
（ventricular septal defect；VSD）

　欧州，アジア諸国で行われている経皮的VSD閉鎖術は本邦では稀な手技である．2016年末の時点で本邦では数施設のみにおいて経皮的VSD閉鎖術が施行されている．本邦では心臓外科によるVSD閉鎖術の成績が良いこと，保険制度の違いも含め経済的に手術治療可能な場合がほとんどであること，およびASDと違い経皮的VSD閉鎖術のほうは手技難易度の高いこと，専用デバイスの国内で承認され

たものがないことが，本邦において本治療が拡がらない主な理由である．

デバイスとしては経皮的動脈管閉鎖術に用いられるADO：AMPLATZER Duct Occluder Ⅰ（Abbott社）が，膜様部VSD閉鎖にうまく使える場合が多く，開心術リスクの高い症例には検討する価値があると思われる（図4a）．VSD閉鎖専用のdouble discデバイスであるAMPLATZER Membranous VSD Occluderは（図4b），多くの国で使われているが，本治療のアキレス腱である完全房室ブロックを誘発する懸念から用いられない国もある．特に小児期にペースメーカー植込みを行わざるを得ないという事象は極力避けるべきである．その他，筋性VSD閉鎖に用いられるOccluderも海外では使用されている（図4c）．本邦で治療適応と考えられる状態は以下の通りである．手術高リスクのVSDでかつ薬物治療抵抗性心不全症状を併せもつ，または感染性心内膜炎既往のあるもの，外科的修復後も再発するVSD症例，と考えられる．

おわりに

本邦における心奇形の発生率は年間1万人程度といわれている．薬物療法・外科的修復術の進歩により多くの患者が成人に達し，現在の成人先天性心疾患数は毎年9,000人増加している．高齢者，合併疾患をもつ患者，あるいは開心術後の症例も多く，より低侵襲治療が望まれている．本邦ではデバイス承認が遅く，厳格な承認プロセスがデバイスラグを生み，治験費用の高騰を招き，多くの希少疾患へのデバイス治療が行えず，この分野ではアジア諸国を含む海外と比べて治療手技自体に著しい後れを取っているといわざるを得ない．本稿ではいくつかの未承認デバイスの記載も行ったが同デバイスの早期承認と，それを必要とする国内の患者へのより良い治療に期待したい．

文献

1) 日本循環器学会．循環器病ガイドシリーズ2014年版：2014年版先天性心疾患，心臓大血管の構造的疾患（structural heart disease）に対するカテーテル治療のガイドライン．http://www.j-circ.or.jp/guideline/pdf/JCS2014_nakanishi_h.pdf

特集 Structural Heart Disease インターベンション―「新しい」インターベンションのすべて
先天性，その他

心筋梗塞後心室中隔欠損に対するカテーテル閉鎖

これまでのエビデンスと治療の実際

多田憲生

Point

- 心筋梗塞後心室中隔欠損に対する治療は外科手術が第一選択ではあるが，疾患そのものが重篤であること，手術侵襲が大きいことから臨床成績は不良であり，手術そのものが行われない症例もある．
- 海外の一部では AMPLATZER 閉鎖栓による経カテーテル治療が積極的に行われている．
- 筆者らは適応外使用として数例治療を行っており，その経験も提示する．

心筋梗塞後心室中隔欠損（post-infarction ventricular septal defect；PIVSD）は，早期再灌流療法が主流の現代においては稀ではあるものの，発症すれば閉鎖しない限り極めて生命予後不良な重症疾患である[1]．ガイドラインでは，早期の閉鎖が勧められているが，その臨床成績は不良である[2]．経皮的治療は低侵襲という利点から 1990 年代より試みられてきた．

エビデンス

イギリス 11 施設による 53 人の PIVSD に対するカテーテル閉鎖の報告を概説する[3]．平均年齢は 72 歳，42％ が女性．19％ が外科的閉鎖術後であった．66％ が前壁梗塞，34％ が後壁梗塞だった．心筋梗塞発症から閉鎖術までの時間中央値は 13 日（Q1〜Q3：5〜54 日）だった．89％ で閉鎖栓留置に成功した．完全閉鎖が 22％，部分的な閉鎖が 63％，無効が 15％ だった．58％ が生存退院した．11 施設ではあるが，2 人の術者がすべての症例を訪問治療という形で治療された．治療は基本的に全身麻酔，経食道心エコー（TEE）で行われ，大腿動脈から VSD を L→R にワイヤーを通過させ肺動脈に導き，静脈側からこれをスネアして動静脈ループを作成した．静脈は大腿静脈，もしくは内頸静脈が用いられた．閉鎖栓サイズは TEE で計測を行いサイズ決定する．AMPLATZER Muscular VSD Occluder が 32％，AMPLATZER PIVSD Occluder が 64％，その他が 4％ で使用され，最も大きいデバイスサイズは 18 mm だった．

開胸手術と比較した報告は限られている．Maltais らの報告[4]は単施設の観察研究で開胸手術 39 人と経カテーテル閉鎖 12 人を比較しているが，心筋梗塞から PIVSD 診断までの時間は 5.5±6.2 vs.

ただ のりお　仙台厚生病院循環器内科（〒980-0873 宮城県仙台市青葉区広瀬町 4-15）

	AMPLATZER Septal Occluder	AMPLATZER Muscular VSD Occluder	AMPLATZER P.I. Muscular VSD Occluder
ウェスト長	4 mm	7 mm	10 mm
日本	○	×	×
アメリカ（FDA 承認）	○	○	×
E.U.（CE Mark 承認）	○	○	○

図1 AMPLATZER 閉鎖栓の規格と各国での使用状況

6.1±3.7 日，p＝0.74 と同等で，VSD 診断からそれぞれの治療までの時間は 3.7±4.2 vs. 6.1±3.7 日，p＝0.08 と開胸手術のほうが短い傾向にあった．PIVSD の欠損孔径においては，12.4±4.5 vs. 10±2.6 mm，p＝0.04 と開胸手術のほうが大きかった．遺残シャントの発生率は 13.5 vs. 8.3％，p＝0.63 と同等で，院内死亡率は 33 vs. 42％，p＝0.56 と同等の成績だった．死亡予測因子として，遺残シャント，心筋梗塞から PIVSD 診断までの時間，VSD 診断から治療までの時間が挙げられた．小さいサイズの PIVSD は経カテーテル閉鎖が勧められるとは述べている．さらに彼らは閉鎖デバイスのサイズ選択について，AMPLATZER P.I. Muscular VSD Occluder を用いる場合は欠損孔径の 2 倍もしくは少なくとも 10 mm プラスのデバイスを選択することを推奨し，15 mm 以上の欠損孔に対してカテーテル治療は勧められないと述べている．

閉鎖デバイス

現在のところ，PIVSD に対するカテーテル治療には主に 3 種類の AMPLATZER 閉鎖栓が用いられている（図1）．デバイスの最も大きな違いはそのウェスト長であり，AMPLATZER Septal Occluder は 4 mm，AMPLATZER Muscular VSD Occluder は 7 mm，AMPLATZER P.I. Muscular VSD Occluder は 10 mm となる．これは，もともと AMPLATZER Septal Occluder は心房中隔欠損症（ASD）閉鎖を目的としたものであるため，薄い心房中隔を挟むために短いウェスト長となっている．同様に，AMPLATZER Muscular VSD Occluder は先天性筋性部 VSD 用のデバイスであり，ウェスト長は 7 mm となり，AMPLATZER P.I. Muscular VSD Occluder は名前の通り（P.I. は post infarction の略）Post MI VSD 閉鎖目的のデバイスであり，成人の心室中隔，しかも肥大した心室中隔を対象にしているのだろうかウェスト長は 10 mm を有する．

本邦では AMPLATZER Septal Occluder しか認可されておらず，しかも本デバイスは ASD の閉鎖を目的として認可されているデバイスである．これを PIVSD に用いるのは適応外使用となる．

アメリカでも同様に，AMPLATZER Muscular VSD Occluder は先天性筋性部 VSD を対象としているために，PIVSD には適応外使用とされている．AMPLATZER P.I. Muscular VSD Occluder においては，日本は当然ながらアメリカでも認可されていない．AMPLATZER Septal Occluder と AMPLATZER Muscular VSD Occluder の詳細なスペックの比較を図2 に示す．最も大きな違いは前述したウェスト長であるが，もう一つ注目してほしいのはディスクの径である．つまり通常サイズにおいては，ディスクのはみ出す長さが AMPLATZER Septal Occluder では左

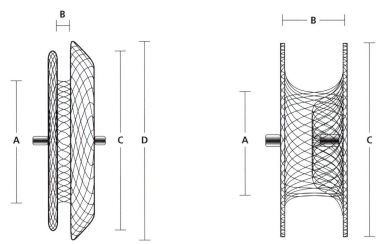

	AMPLATZER Septal Occluder	AMPLATZER Muscular VSD Occluder
A（ウェスト径, mm）	4〜40, 日本では38まで	4〜18
B（ウェスト長, mm）	3 or 4（①）	7
C（右側ディスク, mm）	A＋8 or 10（②）	A＋5 or 8（③）
D（左側ディスク, mm）	A＋12, 14, or 16（④）	＝C（左右対称）

図2 AMPLATZER Septal Occluder と AMPLATZER Muscular VSD Occluder の違い
①ウェスト径が4〜10 mmでは3 mm，12 mm以上では4 mm②ウェスト径が4〜10 mmでは＋8 mm，12 mm以上では＋10 mm③ウェスト径が4 mmのみ＋5 mm，ほかは8 mm④ウェスト径4〜10 mmでは＋12 mm，11〜32 mmでは＋14 mm，34〜40 mmでは＋16 mm

側は約7 mm，右側は約5 mmなのに対して，AMPLATZER Muscular VSD Occluderは約4 mmと短い．これは，私見ではあるが，欠損孔の挟み方のイメージにつながる．つまり，AMPLATZER Septal Occluderのようにディスク径が大きいと欠損孔を覆い被せるように閉じるイメージになるが，AMPLATZER Muscular VSD Occluderのように短いディスク径では，ディスクはディスクで支持する部分が少ないためにウェストで欠損孔を締め上げるようなイメージで閉じることになる．しかし，それぞれ短所がある．ディスク径が大きいAMPLATZER Septal Occluderでは心尖部に近いとRim欠損のASDのようにディスクでしか欠損孔を覆っていない部分が出るため遺残シャントを生じやすい．低圧のASD閉鎖と異なり，高圧領域のPIVSDでの遺残シャントは右心不全の残存や，溶血が生じることがある．一方，AMPLATZER Muscular VSD Occluderの場合，PIVSDの心室中隔をウェストで締めるようなイメージで留置すると，PIVSDの心筋がまだ急性期で脆い状態では裂けてしまうリスクがある．それぞれ

のデバイス選択，サイズ選択は重要である．

適応

認可されている治療ではない，というのは国内の現状として大前提となる．そのうえで，これまでの文献上のデータやわれわれの経験からの私見を述べる．開胸手術との大規模な比較試験はないため手術との優劣にエビデンスはない．開胸手術の欠点は，開胸して人工心肺が必要という侵襲性と心筋梗塞でダメージを負っている心室に切開が必要という点にある．逆に経カテーテル治療の欠点は，欠損孔周囲組織への対応だ．つまり急性心筋梗塞超急性期のPIVSDは脆い組織であり，カテーテル操作やデバイス留置によって組織を損傷し孔をさらに広げてしまうリスクがある．そのため，前述の開胸手術との比較試験[4]でもVSD診断からそれぞれの治療までの時間（開胸手術 vs. 経カテーテル閉鎖）は3.7±4.2 vs. 6.1±3.7日，p＝0.08と有意差は認めなかったものの経カテーテル閉鎖のほうが長い傾向を認めて

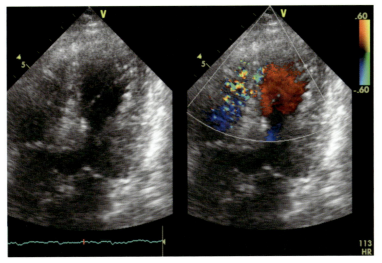

図3 急性期PIVSDのエコー所見（本文参照）

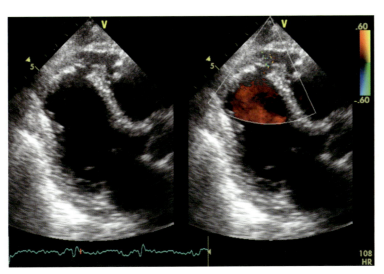

図4 経カテーテル閉鎖に適した前壁PIVSD（本文参照）

いる．前述のイギリスからの報告でも心筋梗塞発症から閉鎖術までの時間中央値は13日（Q1〜Q3：5〜54日）と超急性期での治療は積極的に行われていない[3]．IABPなどの補助循環を用いてもこの日数を内科的に管理できない重症例においては経カテーテル閉鎖は困難といわざるをえない．

エコーによってある程度組織の脆弱性は判断することができる．図3のように心室中隔内にシャントカラーがスリット状に抜ける所見は豆腐のように脆い超急性期PIVSDの所見であり，デバイス留置は危険である．

サイズは前述したように15 mm以上は閉鎖デバイスは合わない．サイズが大きいほどシャント量は当然大きいので循環動態も不安定になりやすく，超急性期を内科的に時間稼ぎしての経カテーテル閉鎖は困難になる．さらには，欠損孔の形態はほとんどが正円ではないので，閉鎖デバイスを留置しても遺残シャントが生じやすい．われわれの経験では10 mm付近が経カテーテル閉鎖として適していると考える．13 mmあたりが現実的には良好な結果を出すにはボーダーラインだろう．図4のような症例は経カテーテル閉鎖に適している．前壁のPIVSDだが，欠損孔サイズは10 mmほどで心尖へのrimもある．欠損孔を孔としてはっきり捉えることがで

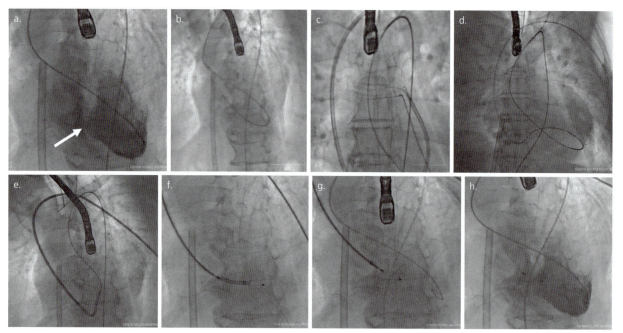

図5 PIVSD の経皮的閉鎖の流れ
a：LAO/Cranial での左室造影．VSD を矢印で示す．PCPS 抜血管が挿入されている．
b：左室からジャドキンス R の診断カテと 0.038 インチのガイドワイヤーで VSD を通過（LAO/Cranial）．
c：左鎖骨下静脈から EN Snare でガイドワイヤーを肺動脈でスネア（正面像）．
d：AV loop 作成（正面像）．
e：Agilis NxT カテーテルを静脈側から進め VSD を通過（LAO/Cranial）．
f：AMPLATZER Septal Occluder の左室ディスクを展開（LAO/Cranial）．
g：右室ディスクを展開し VSD をサンドイッチ（LAO/Cranial）．
h：左室造影．造影すると右室への造影剤は多量に入るように見えるが，閉鎖栓が心室中隔をサンドイッチしていれば良好な閉鎖といってよい．

き周囲組織はある程度の強度がありそうである．

　筆者の施設では，院内倫理委員会の承認と関連学会の許可を得て臨床研究として当治療を行っている．現時点での適応は，このような状況である以上，外科医がハイリスクと考える症例としているが，本疾患はそもそもハイリスクであるためさらに条件が不良な症例のみと考えている．さらには欠損孔周囲組織の脆弱性，欠損孔サイズなどの形態が経カテーテル治療に適した症例に限っている．良い成績を安定して出せるようになり将来的に承認された治療になれば，適応は超急性期を乗り切った脆くない欠損孔周囲組織で，欠損孔形態が適していれば積極的に経カテーテル治療を検討してもよいのではないかと期待している．

PIVSD に対する経皮的閉鎖術の実際

　筆者らの経験をもとに概説する．エコーガイドは経胸壁心エコーでも十分ではあるが，循環動態の変動を考えると全身麻酔，人工呼吸器管理下での治療とし TEE ガイドとするのがよいだろう．また，PCPS をあらかじめ駆動下で治療することを勧める．これは，本治療下での急激な循環動態の変化のほとんどは左右シャント血流の増加によるものであるためであり，PCPS によって右から左へ戻すのは極めて単純で合理的であるからだ．

　まずは，大腿動脈などから pigtail カテーテルを挿入し LAO/Cranial にて左室造影を行う（図 5a）．次いで，ジャドキンス R の診断カテーテルから 300 cm の長い 0.038 インチのガイドワイヤーを用い VSD を通過したのちに（図 5b）肺動脈もしくは SVC，IVC などの大血管へガイドワイヤーを導く．筆者らはラジフォーカスを用いている．これを，静脈側からスネアして externalization を行う（図 5c, d）．静脈側のアクセスは基本的に前壁の MI ならば SVC 側，下壁の MI ならば IVC 側がよい．IVC 側であれば大腿静脈になるが，SVC 側となると内頸静脈，鎖骨下静脈となり，海外では主に右内頸静脈が

用いられているが，筆者は試行錯誤の末，左鎖骨下静脈が最も良いと考えている．これは，ワイヤーの走行がなだらかな1カーブでVSDにアクセスできること，術者の立ち位置がペースメーカー植込みと同じであり，手技が容易であることという理由がある．また，静脈であり止血には困らない．

静脈側にワイヤーが抜けたら，デバイスデリバリーカテーテルを持ち込む．ASD用のAMPLATZER TorqVueは45度カーブであり，左室内ではもう少しきついカーブが望まれるが，自作でカーブをきつくするかAgilis NxTといったsteerableなカテーテルの使用を検討するとよい．ワイヤーは300 cmのラジフォーカスにのせて右室から左室へと進める．このとき，左側から進めていたジャドキンスRを右室側で待ち受け，先端同士を合わせてジャドキンスRを弾きながら，デバイスデリバリーカテーテルを進めてワイヤーが裸になってVSDを損傷しないように気をつける．また，ワイヤーのテンションを操作しながらデバイスデリバリーカテーテルの左室内位置を調整する（図5e）．デバイスデリバリーカテーテルが十分に左室内深く入ったら，ワイヤーを抜いて，閉鎖栓デバイスを進める．このとき，デバイスデリバリーカテーテルの先端が左室の梗塞心筋に当たっている状態になることが多いため，押し付けすぎないように気を付ける．またデバイスデリバリーカテーテルを十分に引きながら閉鎖栓デバイスの先端を出すようにする（図5f）．デバイスの留置はASDなどと同じである．留置直後は，右室肉柱の干渉で右室側ディスクの展開が不十分であることがよく見受けられる（図5g）．5分10分とエコーを観察しながら待つと馴染んでくる．ディスクのサンドイッチに問題がなければリリースして終了となる（図5h）．

まとめ

PIVSDに対するカテーテル治療はまだ未解決な部分が多い．個人的には質を向上するための症例選択やデバイス改良に努めていきたいと考えている．

文献

1) Crenshaw BS, Granger CB, Birnbaum Y, et al : Risk factors, angiographic patterns, and out-comes in patients with ventricular septal defect complicating acute myocardial infarction. GUSTO-I (Global Utilization of Streptokinase and TPA for Occluded Coronary Arteries) Trial Investigators. Circulation 101 : 27-32, 2000
2) Menon V, Webb JG, Hillis LD, et al : Outcome and profile of ventricular septal rupture with cardiogenic shock after myocardial infarction : a report from the SHOCK Trial Registry. SHould we emergently revascularize Occluded Coronaries in cardiogenic shocK? J Am Coll Cardiol 36(3 Suppl A) : 1110-1116, 2000
3) Calvert PA, Cockburn J, Wynne D, et al : Percutaneous closure of postinfarction ventricular septal defect : in-hospital outcomes and long-term follow-up of UK experience. Circulation 129 : 2395-2402, 2014
4) Maltais S, Ibrahim R, Basmadjian AJ, et al : Postinfarction ventricular septal defects : towards a new treatment algorithm? Ann Thorac Surg 87 : 687-692, 2009

MEDICAL BOOK INFORMATION　　　　　医学書院

ポケット医学英和辞典 第3版

編集　泉　孝英
編集協力　八幡三喜男・長井苑子・伊藤　穣・Simon Johnson

● 新書判　頁1282　2017年
定価：本体5,000円＋税
[ISBN978-4-260-02492-1]

海外の文献を読みこなす際に役立つポケットサイズの英和辞典が15年ぶりに全面改訂。医学用語を中心に、薬学や検査・看護用語なども幅広く収載。また重要な単語には訳語だけでなく解説も付し、実用性も満点。歴史的に意味のある用語や医学文献で汎用される一般用語・略語も可能な限り収載した。また、ノーベル賞受賞者を中心に人名も充実している。ポケットサイズでありながら強力な味方となる英和辞典。収録語数は7万語。

特集 Structural Heart Disease インターベンション―「新しい」インターベンションのすべて
先天性，その他

BPA治療の適応と実際

内藤貴教／下川原裕人／松原広己

Point
- 肺動脈血栓内膜摘除術（PEA）の適応にならないすべての症例がバルーン肺動脈形成術（BPA）の適応となりうる．
- 病変の首座を考慮して治療を行えば，BPAはPEAに並ぶ根治的治療となることが期待される．
- BPAは致死的な合併症を起こすこともあり，誰もが試みるべき手技ではない．

はじめに

1・CTEPHとは

慢性血栓塞栓性肺高血圧症（chronic thrombo-embolic pulmonary hypertension；CTEPH）は，器質化血栓による肺動脈の狭窄・閉塞が原因となり肺血管抵抗が上昇することによって，肺高血圧症から右心不全を来す指定難病の疾患である．慢性の定義として，日本では一般に6カ月以上にわたる抗凝固療法によっても肺血流分布ならびに肺循環動態の異常が大きく変化しない病態とされる．発症機序は解明されておらず，欧米での罹患率は3.8%，有病率は20万人に1人といわれ，前毛細管肺高血圧症のなかで最も高頻度となっている．抗凝固療法のみ継続した場合，その生命予後は診断確定時の平均肺動脈圧（mPAP）に依存しており，5年生存率はmPAPが40 mmHg以上では30%，50 mmHg以上では10%と不良である[1]．

2・CTEPHの臨床的特徴と診断

CTEPHは病状が進行し，体重増加・下腿浮腫などの右心不全症状が出てくるまでは，臨床的な特徴が少ない．徐々に増悪する労作時の息切れと全身倦怠感以外の症状に乏しいことが，診断の難しさにつながっており，咳喘息などと誤診されている患者も多い．このため症状の初発から専門病院で診断が確定されるまで，平均で1年程度かかるといわれている．女性に多く（女性2.6：男性1），平均年齢は64±13歳と報告されている．診断の手がかりとしては，呼吸困難，失神などの自覚症状，深部静脈血栓症・肺塞栓症の既往（急性肺塞栓症の4%がCTEPHに移行するといわれる）[2]，肺高血圧症を示唆する聴診所見（Ⅱ音の亢進，三尖弁口部の収縮期雑音など），経皮酸素飽和度（SpO_2）の低値などが挙げられる．心電図，経胸壁心臓超音波検査によって右心負荷や肺高血圧症の所見を確認し，少なくとも3カ月間抗凝固療法を行った後の肺換気・血流スキャンにて換気血流不均衡が認められれば，CTEPHが強く疑われる（図1）．肺換気・血流スキャンは，感度96〜97%，特異度90〜95%と高く，本症の診断には不可欠である．その後，造影CTまたは肺動脈造影にて本症に特徴的な肺動脈狭窄や閉塞の所見を確認し，併せて右心カテーテルに

ないとう たかのり・しもかわはら ひろと・まつばら ひろみ　岡山医療センター循環器内科（〒701-1192 岡山県岡山市北区田益1711-1）

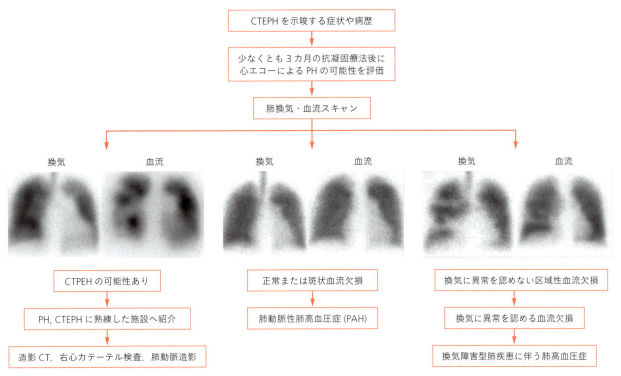

図1 CTEPHの診断アルゴリズム (Eur Respir J 46: 903-975, 2015；文献[8]より引用一部改変)

て安静時平均肺動脈圧が25 mmHg以上かつ平均肺動脈楔入圧が15 mmHg以下であれば確定診断となる[3]．

3 ▪ CTEPH治療の変遷とこれまでの歩み

1980年頃より有効性が認識され始めた肺動脈血栓内膜摘除術 (pulmonary endarterectomy；PEA) は，本症を根治可能な唯一の技術であった．本症に対するバルーン肺動脈形成術 (balloon pulmonary angioplasty；BPA) は1988年に初めて報告され，2001年には18例の外科手術不適なCTEPHにおける成績が報告された[4]．平均肺動脈圧は43.0±12.1 mmHgから33.7±10.2 mmHgへと改善し，一定の有効性が示されたものの合併症率が61％と高く (18例中肺水腫11例，人工呼吸管理3例，死亡1例)，広く普及するには至らなかった．筆者らは，2004年11月よりBPAを開始し，68例の治療成績を2012年に報告した[5]．以降，2017年8月までに300人以上のCTEPH患者に対し2,000回以上のBPAを施行し，デバイスの改良や治療技術の向上により，血行動態だけでなく，酸素化も改善できる

ようになった一方，致命的な合併症をほぼ根絶することに成功した．より安全で有効な治療法となったBPAは，PEAに匹敵する治療成績が得られるようになったことから，世界中に急速に普及し始めている．

CTEPHに対する治療戦略

CTEPHに対する治療の選択肢には，外科治療 (PEA)，カテーテル治療 (BPA)，内科的治療がある (図2)．PEAの適応にならないすべてのCTEPH患者がBPAの適応であることから，PEAの適応について熟知する必要がある．

1 ▪ PEAの適応

PEAの適応は，①mPAPが30 mmHg以上および肺血管抵抗 (pulmonary vascular resistance；PVR) が300 dyne・秒・cm^{-5}以上であること，②NYHA機能分類Ⅲ度以上であること，③肺動脈病変の中枢端が外科的に到達しうる部位にあること，ならびに④重篤な全身合併症がないこと，である

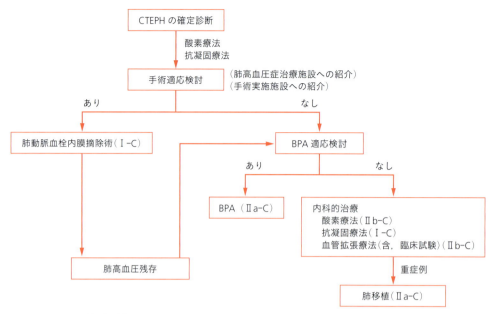

図2 CTEPHの治療手順（文献8)より引用）

表1 PEAの適応基準（文献8)より引用）

①平均肺動脈圧≧30 mmHg，肺血管抵抗≧300 dyne・秒・cm^{-5}
②NYHA/WHO 機能分類≧Ⅲ度
③肺動脈の中枢端が外科的に到達しうる部位にあること
④重篤な合併症がないこと

（表1）．PEAの適応にならない症例としては，開心術，人工心肺や超低体温循環停止法への耐術能がない高齢者や重要臓器（特に腎機能）の機能障害を有している症例である．末期の肺疾患や悪性腫瘍を合併する症例は，手術のリスクとベネフィットを考える必要がある．

従来，PEAの手術関連死亡率が10%以上と高率であることが問題であった．PEAの先駆者であるUCSD（University of California, San Diego）のJamiesonらは術中標本を4タイプに分類し，中枢型を手術適応とすることにより手術関連死亡率を低下させた．続いて，Madaniらは，2016年に器質化血栓への外科的到達深度を4つのレベルに分け，新しい外科分類（California, San Diengo classification）を提唱した（図3）[6]．従来の中枢型にあたるレベルⅠ・ⅡがPEAの良い適応となる（図4上段）．一方で，PEA可能か否かの判断は，左右主肺動脈に剥離面を作れるだけの器質的変化があるかどうか，病変の首座に外科的に到達可能であるかどうかにかかっており，熟練した外科医にとっては，中枢性・末梢性といった区別はあまり意味がなく，レベルⅠ～ⅢがPEA適応とされている．

2・BPAの適応

PEAの適応外と判断される症例は意外に少なく36.6%といわれる[7]．しかし適応と判断されても，本人の拒否などによりPEAが実施できない症例もあり，実際に手術が実施されない症例は50%程度と報告されている．これらPEAが施行できない症例がBPAの対象となる．BPAの適応については，2014年の「慢性血栓塞栓性肺高血圧症に対するBalloon pulmonary angioplasty の適応と実施法に関するステートメント」[8]に記載されている（表2）．「病変が区域動脈より末梢にあり外科的に到達困難な症例」とは，病変の首座が区域枝に存在するレベルⅢの一部や亜区域枝に存在するレベルⅣの症例である（図4下段）．しかし，レベルⅢは，外科医の熟達度により手術可能と判断される場合もあり，BPAの適応とoverlapするため（図3），手術のリスク・ベネフィットや患者の希望を考慮し個々の症例に対応する必要がある．「手術に支障を来す合併症などのためにPEAを施行しない症例」は，高齢

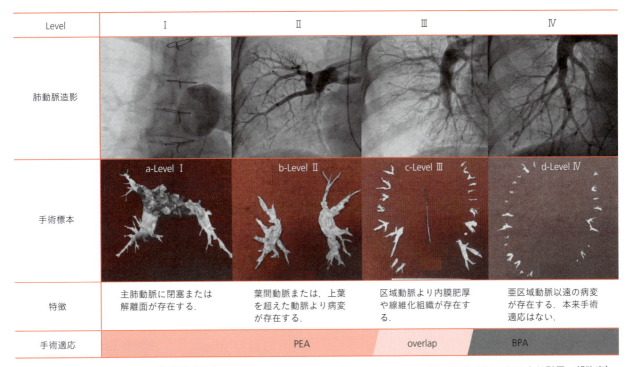

図3 California–San Diego 外科分類（Madani M, et al. Ann Am Thorac Soc 13 Suppl 3：S240–247, 2016 より引用一部改変）
USCD の Madani らにより 2016 年に提唱された CTEPH の病変を外科的到達深度により分類されている．

のため耐術能がない症例などがあてはまる．「PEA後に肺高血圧症が残存もしくは再発した症例」は，約 30% とする報告もある．原因としては，手術で取りきれなかった病変が多いこと，術後に炎症性の癒着により肺動脈が再閉塞すること，抗凝固療法が不十分なこと，などが挙げられる．このような症例では，術後の影響か病変の線維化が強く，BPAでの治療に難渋する症例も多い．PEA 可能と判断されても，PEA を拒否し BPA を希望した症例も BPAの適応となる．BPA の「除外基準」には，重度の多臓器不全，特に腎機能障害，重症の造影剤アレルギーなどが挙げられる．

3 ▪ 現在の BPA

筆者らの施設では，2004 年より BPA を開始し，良好な成績を収めてきた（**表3**）．BPA の治療効果は治療区域数に比例することが報告されている[5]．現在当院では，初回入院中の計 2 回の BPA で，左右両肺のすべての区域枝（右肺動脈 10 区域，左肺動脈 8 区域）～亜区域枝の血流を改善させ，全肺野が等しく還流されることを目指している．透視時

表2 BPA の適応基準（文献[8]より引用一部改変）

PEA の施行困難例
・病変が区域動脈より末梢にあり外科的に到達困難
・区域動脈より中枢にあるが，手術に支障を来す合併症などのために手術不適
・PEA 後に肺高血圧症が残存もしくは再発した症例
・患者，家族の同意が得られない

自覚症状
内科的治療によっても NYHA/WHO 機能分類Ⅲ度以上
（平均肺動脈圧が 30 mmHg 以上，または，肺血管抵抗 ≧300 dyne・秒・cm^{-5} 以上）

説明と同意
病状および BPA のリスク・ベネフィットを理解したうえで本人が BPA を希望

除外基準
重度の多臓器不全，特に腎機能障害，（重症の造影剤アレルギー）

間 60 分以内，造影剤使用量 200 ml 以内の制限内で，完全閉塞病変を含む可能な限り多数の病変に対して BPA を行う．径 2.0 mm 以下の小径バルーンを使用すること，先端荷重の低いワイヤーを使用することなど，手技的な予防策により，術後の合併症はほぼ根絶できた．そのため，術前の血行動態・年齢・性別などにかかわらず，同様の治療が可能であ

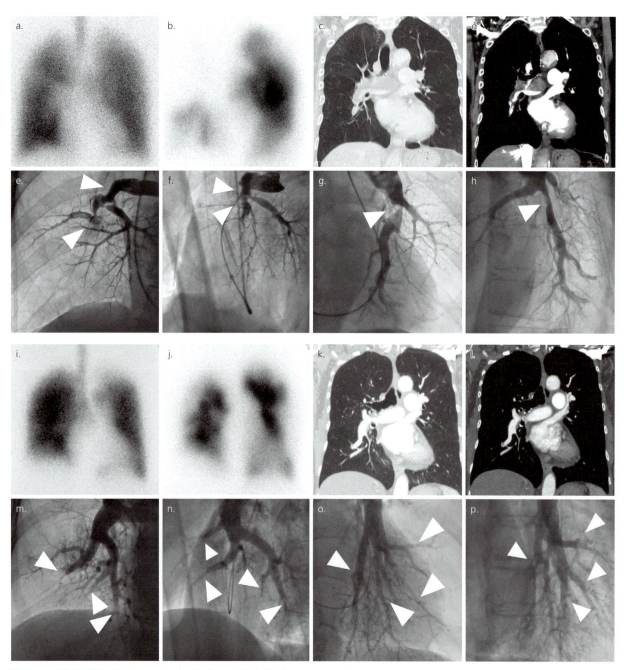

図4 PEA適応症例（上段：a〜h）およびBPA適応症例（下段：i〜p）

PEA適応症例（上段）では，右肺LevelⅠ，左肺LevelⅡ，BPA適応症例（下段）では，両肺LevelⅢ．a：肺換気シンチグラフィは正常．b：肺血流シンチグラフィでは右上葉の著明な血流欠損あり．c, d：右肺動脈本幹より起始する器質化血栓あり．肺動脈造影（矢印：病変）e：右正面像，f：右側面像，g：左正面像，h：左側面像．i：肺換気シンチグラフィは正常．j：血流肺シンチグラフィでは楔状の血流欠損あり．k, l：造影CTでは区域動脈遠位部から亜区域にかけて器質化血栓を認める．肺動脈造影（矢印：病変）m：右正面像，n：右側面像，o：左正面像，p：左側面像．

表3 当院におけるBPAの治療成績

（2004年11月から2017年4月までのBPA前後とBPA終了後1年の血行動態の経時的変化）

	BPA治療前（n＝333）	BPA終了後（n＝288）	BPA終了後1年（n＝170）
平均肺動脈圧（mmHg）	42.1±11.8	23.1±5.5*	21.3±4.6*
心係数（T）（L・min⁻¹・m⁻²）	2.66±0.8	2.7±0.7	2.7±0.6
全肺血管抵抗（T）（dyne・秒⁻¹・cm⁻⁵）	723±375	307±131*	281±96*
経皮的酸素飽和度（％）	90.4±6.8	94.5±4.7*	95.3±3.6*
6分間歩行距離（m）	272±135	387±105*	406±105*

BPA治療前と比較：*p＜0.01

る．初回治療から1～2カ月後，肺動脈圧の自然低下が得られた段階で追加のBPA（1～2回）を行い，すべての既治療病変を最適なバルーンサイズで再治療してBPAを完結する．この方法であれば，総治療回数を減少させることが可能であり，造影剤使用量・X線被曝量・必要経費を抑制することにつながる．

当院における初期の治療目標は，平均肺動脈圧＜30 mmHgを達成し，生命予後を改善することであった．この目標は容易に達成できたため，最近では，平均肺動脈圧＜25 mmHg・経皮的酸素飽和度≧95%を肺高血圧症治療薬・在宅酸素療法なしで保持することを目標としている．目標を達成できない場合には，治療前後の肺血流スキャンを参考にして，残存病変，特に完全閉塞病変を確認し，追加治療を行う．このようにしてPEA同様に完全血行再建を行い，換気血流ミスマッチをなくすことで酸素化も改善し，労作時の自覚症状の改善を目指す．一方で，PEA術後の残存・再発肺高血圧症や超高齢者では，エンドポイントを達成することは難しく，今後さらなる技術の革新が必要である．

4 ▪ 内科的治療

CTEPHに対する内科的治療法として，抗凝固療法，酸素療法に加え，肺血管拡張薬がある．直接経口抗凝固薬による抗凝固療法はCTEPHにおける治療エビデンスがないため，ワルファリンが第一選択となる．また，呼吸苦を伴う低酸素血症を改善するために在宅酸素療法を含めた酸素吸入療法を行う．肺血管拡張薬としては，可溶性グアニル酸シクラーゼ刺激薬であるリオシグアトが，手術不適応例，術後残存肺高血圧症や再発肺高血圧症において，運動耐用能や肺血管抵抗の有意な改善を示し，CTEPHの治療薬として承認されている[10]．肺血管抵抗高値例においてBPAやPEAの術前に使用を開始し，合併症出現率や予後を改善できるかどうかなどの評価は定まっていない．

おわりに

BPAは，血行動態の改善に加え，大半の症例で酸素療法が中止可能となり，患者の治療に対する満足度ならびに術後のQOLが非常に高い治療となってきている．一方で，合併症を完全に防げるようになったわけではなく，時に致死的な合併症を来す危険性があることから，誰もが試みるべき手技ではない．

現段階では，CTEPHに対する治療としてPEAが第一選択であるが，今後，病変の首座を考慮した治療により，BPAがPEAに並ぶ根治的治療となることが期待される．

文献

1) Riedel M, Stanek V, Widimsky J, et al : Long term follow-up of patients with pulmonary thromboembolism : late prognosisand evolution of hemodynamic and respiratory data. Chest 81 : 151-158, 1982
2) Pengo V, Lensing AW, Prins MH, et al : Incidence of chronicthromboembolic pulmonary hypertension after pulmonary embolism. N Engl J Med 350 : 2257-2264, 2004
3) Lang IM, Pesavento R. Bonderman D, Yuan JX : Risk factors and basic mechanisms of chronic thromboembolic pulmonary hypertension : a current understanding. Eur Respir J 41 : 462-468, 2013
4) Feinstein JA, Goldhaber SZ, Lock JE, et al : Balloon pulmonary angioplasty for treatment of chronic thromboembolic pulmonary hypertension. Circulation 103 : 10-13, 2001
5) Mizoguchi H, Ogawa A, Munemasa M, et al : Refined balloon pulmonary angioplasty for inoperable patients with chronic thromboembolic pulmonary hypertension. Circ Cardiovasc Intervent 5 : 748-755, 2012
6) Madani MM : Surgical Treatment of Chronic Thromboembolic Pulmonary Hypertension : Pulmonary Thromboendarterectomy. Methodist Debakey Cardiovac J 12 : 213-218, 2016
7) Lang IM, Madani M : Update on chronic thromboembolic pulmonary hypertension. Circulation 130 : 508-518, 2014
8) 慢性血栓塞栓性肺高血圧症に対するBalloon pulmonary angioplastyの適応と実施法に関するステートメント（2011-2013年度合同研究班報告），2014
9) Freed DH, Thomson BM, Berman M, et al : Survival after pulmonary thromboendarterectomy : effect of residual pulmonary hyertention. J Thorac Cardiovasc Surg 141 : 383-387, 2011
10) Ghofrani HA, D'Armini AM, Grimminger F, et al : Riociguat for the treatment of chronic thromboembolic pulmonary hypertension. N Engl J Med 369 : 319-329, 2013

特集 Structural Heart Disease インターベンション―「新しい」インターベンションのすべて
先天性，その他

PTSMA
これまでのエビデンス，治療成績と治療適応

高見澤 格

> **Point**
> - 薬剤抵抗性閉塞性肥大型心筋症に対しては積極的に中隔心筋縮小術を積極的に行うことが症状の消失とQOL改善に確実に結びつく．
> - 外科的中隔心筋切除術と経皮的アルコール中隔心筋焼灼術（PTSMA）の良好な治療成績が報告されている．
> - 良好な治療成績を得るには詳細な画像診断を行い閉塞の原因を評価することが重要である．
> - 術中に超選択的心筋コントラストエコーを用いることで，有効かつ安全な治療成績が得られる．

PTSMAの概念

閉塞性肥大型心筋症（hypertrophic obstructive cardiomyopathy；HOCM）に対する中隔心筋縮小術（septal reduction therapy；SRT）として，Morrow手術に代表される外科的中隔心筋切除術が欧米では第一選択として良好な成績が報告[1]されている．そして，近年カテーテル治療である経皮的アルコール中隔心筋焼灼術（percutaneous transluminal septal myocardial ablation；PTSMA または alcohol septal ablation；ASA）の良好な初期成績と遠隔期成績が報告されている．PTSMAは経皮的冠動脈形成術（percutaneous coronary intervention；PCI）で用いられるオーバーザワイヤーバルーンを用いて，縮小させたい肥厚心筋を栄養する血管に対して純エタノールを注入する手技である．この手技は1989年Brugadaらによって陳旧性心筋梗塞に合併した心室頻拍に対するtranscoronary chemical ablationとして初めて報告[2]された．その後，HOCMに対する非外科的中隔心筋縮小術（nonsurgical septal reduction therapy；NSRT）として1995年Sigwartらにより報告[3]され現在に至る．

PTSMAの治療概念と手順を図1に示す．HOCMの病型は肥大の場所により決められているが，基本的に左室流出路閉塞タイプ（left ventricular outflow obstruction type；LVOTO）に対して行われる．LVOTOの閉塞は，中隔心筋の肥厚の結果左室後側壁への血流が生じ，その血流が大動脈へと抜ける際に僧帽弁の弁尖を押し上げる「drag force」により引き起こされる[4]．したがって，心尖部から僧帽弁後尖側をまわり流出路へと向かう異常血流の是正が本治療の本質である．このため，肥厚中隔心筋の焼灼範囲は経胸壁エコーでみられる加速血流の開始点まで求められる．純エタノールを注入すること

たかみさわ いたる　榊原記念病院循環器内科（〒183-0003 東京都府中市朝日町3-16-1）

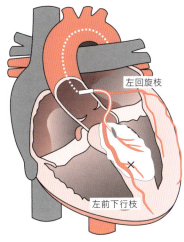

肥大した中隔の　　　無収縮化　（急性期）
　　　　　　　　　壁厚の縮小　（慢性期）
加速血流の抑制と左室内血流のコントロール

① PTSMA施行前に閉塞責任中隔心筋の部位と範囲を同定（白色部）．
（心エコー，心臓MRI，心臓CT）

② 中隔枝の分布を冠動脈造影で確認．

③ 術中心筋コントラストエコーにより標的中隔枝を決定．

④ 純エタノールで心筋焼灼（心筋凝固壊死）．心筋梗塞とは違い側副血行路も破壊．

図1　PTSMAの概念と手順

上段：心臓CTによる比較

術前（左）と比べ，PTSMA後1週間（右）で既に心筋の退縮が確認できる（矢印）．アルコール焼灼部位は造影剤によるエンハンスがされないため，他部位に比べ黒くみえる．

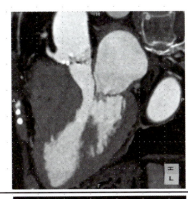
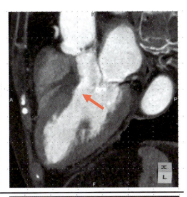

下段：心エコーによる比較

術前（左）に比べ，PTSMA後1年（右）で心筋の退縮が確認できる．

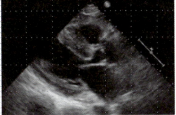
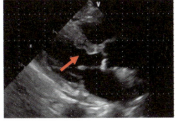

図2　76歳女性．流出路閉塞タイプ　NYHA Ⅲ：術前後の比較

で肥厚中隔心筋が凝固壊死を起こし治療効果が得られるが，大きく急性効果と慢性効果がみられる．急性効果は，純エタノール注入後からみられる変化で，焼灼した肥厚中隔心筋の無収縮が観察される．収縮期前方運動（SAM）により僧帽弁前尖が接触する肥厚中隔心筋が焼灼され，収縮運動がみられなくなった時点から圧較差が改善傾向を示す症例が多い．さらに，経胸壁心エコーでみられる加速血流の開始点までしっかりと焼灼すると圧較差は消失する．この急性期の変化は焼灼心筋の虚血・壊死・stunningによりみられるとされ[5]，十分な焼灼がされていないと数日後には圧較差が戻っていることもある．一方，慢性効果は焼灼してから6〜12カ月かけてみられる変化で，焼灼した中隔心筋が次第に縮小し，文字通り「薄く」なっていく．この変化に伴い臨床症状も徐々に改善し，治療後6〜12カ月して症状が消失する症例がみられる（図2）．左室内圧較差が改善することで2次的に増悪した左室肥大は軽減し，左室心筋重量が改善，さらに拡張能の改善がみられると報告[6,7]されている．

表1 本邦におけるSRTの適応

基礎条件
薬物治療抵抗性の心不全症状・狭心症状・失神がある
かつ
安静時の**左室内圧較差が50 mmHg以上**

PTSMA	外科的中隔心筋切除術
上記基礎条件をもとに ①外科治療を選択すべき左室流出路または僧帽弁腱索複合体構造異常がない ②全身麻酔による開心術のリスクの高い併存疾患のある* ③中隔縮小治療の条件を満たす中高年齢層の患者 ④外科手術の選択が優先する条件だが，以下を全て満たす 　1）外科治療の実績が不十分でかつセンター施設への紹介が困難 　2）十分な説明にも患者が外科治療を望まずPTSMAを選択する 　3）PTSMA実施に関し実績のある施設・術者のもとで実施する ⑤中隔心筋切除術既往例に残存する症候性の左室内閉塞を示す患者 ⑥大動脈弁置換術または僧帽弁形成術後の症候性の左室内閉塞を示す患者 ＊：低肺機能，脳梗塞後遺症，超高齢者	①外科治療を要する左室流出路または僧帽弁腱索複合体の構造異常 ②外科治療を要する器質的大動脈弁または僧帽弁疾患の合併 ③上記1，2を除くHOCMで特に若年・青壮年の患者 ④閉塞を生じる心室中隔局所の壁厚が30 mm以上のHOCM ⑤PTSMAによる中隔縮小効果が不十分な患者

PTSMAの適応

　一般的に，左室内圧較差が30 mmHg以上残存するHOCM症例の予後は不良であることが示されている[8〜10]ため，経胸壁心エコー検査やカテーテル検査で左室内圧較差がみられる症例に対しては積極的な治療が必要である．治療の原則は薬物治療で，ビソプロロールなどのβ遮断薬，シベンゾリンやジソピラミドに代表されるIa群抗不整脈薬，ベラパミルに代表されるCa拮抗薬を使用する．これらの薬剤は左室内圧較差を軽減するばかりでなく，拡張能障害の改善・心筋肥大退縮効果・抗不整脈作用などを有し，長期投与することでHOCM患者の予後を改善することが示されている[11]．しかし，十分な薬物治療を行っても左室内圧較差が残存し，息切れなどの臨床症状が残存する症例は少なくない．このような薬剤抵抗性の重症例に対してSRTを行うことが勧められる．ESCガイドラインでは，薬剤抵抗性で左室内圧較差が50 mmHgを超える重症心不全患者（NYHA Ⅲ〜Ⅳ）に対してクラスⅠ（エビデンスレベルB）で推奨されている[12]．2011年ACC/AHAのガイドラインにおいても安静または誘発試験により50 mmHg以上の圧較差が残存する症例に対して侵襲的治療を考慮することが明記されている[13]．これらガイドラインを踏まえ，本邦における外科的中隔心筋切除術を含むSRTの適応が2014年本邦における構造的心血管疾患へのインターベンション治療ガイドラインで示された[14]（表1）．欧米のガイドラインではNYHA Ⅲ〜Ⅳの症状を有する薬剤抵抗性の患者で，左室流出路圧較差が50 mmHg以上ある場合をクラスⅠとしているが，本邦におけるガイドラインではクラスⅡaではあるもののNYHA Ⅱmの患者も適応としている．左室内閉塞がある患者ではNYHA ⅠやⅡであっても非閉塞患者よりも予後が悪いことが示されており[9]，症状が比較的軽い患者においてもSRTを行う必要があるといえる．最近の欧州のレジストリー研究からも，NYHA ⅡのHOCM患者に対するPTSMAの有効性が報告されている[15]．実際，術前の症状がそれほど強くない患者であってもPTSMA後に「胸がとても軽くなった」「息が楽に吸えるようになった」といった本人が気付いていない安静時の症状が実は存在していることも少なくない．

PTSMAの手技

　手技の基本は，肥厚中隔心筋を栄養している中隔枝に十分量のエタノールを注入し焼灼・壊死させることにある．図1に沿って当院におけるPTSMA手技の手順を示す．

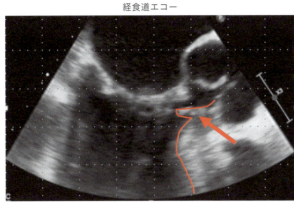
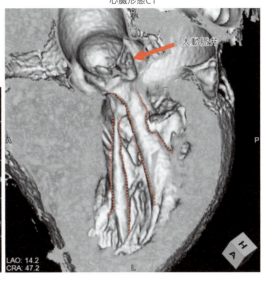

図3 PTSMA 無効症例
2回 PTSMA を行うも改善しなかった症例．左室流出路・大動脈弁直下に付着する異常筋束を認めた（赤色線および矢印）．

1. PTSMA 施行前準備〜閉塞責任中隔心筋の部位と範囲の同定〜

　SRT の最も重要なポイントは閉塞原因を術前に評価することである．近年の画像診断の進歩とともにLVOTO の機序として乳頭筋の異常，中隔基部から異常乳頭筋に続く異常筋束，僧帽弁自体の異常，sigmoid septum といった中隔基部の彎曲の問題が明らかとなった[16,17]．PTSMA と外科的中隔心筋切除術の大きな違いは，PTSMA では肥厚中隔心筋の是正しかできないということにある．僧帽弁自体の異常があったり，流出路にのびる異常筋束がみられる症例では，PTSMA による圧較差の改善が十分得られない場合がある（図3）．経胸壁心エコーに加え，心臓 CT や心臓 MRI を術前に行い閉塞起点をしっかりと術前評価することが重要である．異常筋束の評価には経食道エコーが有用である場合も多く，LVOTO の症例では積極的に施行する．LVOTO 症例における焼灼は SAM の対側の肥厚心筋が中心に行うが，前述のように流出路圧較差の是正は心尖部から僧帽弁後尖側をまわり流出路へと向かう異常血流の是正にほかならないため，血流の向きを決定するであろう肥厚心筋より流出路側が対象範囲となることに留意し焼灼範囲を決定する．

2. 冠動脈造影による中隔枝の分布の確認

　治療対象となる肥厚中隔の範囲を評価した後は栄養する中隔枝を正確に同定する．治療対象となる中隔枝の多くは左前下行枝より派生するが，左主幹部・対角枝・鈍縁枝・右冠動脈といった左前下行枝以外から派生することがある[18]．その際に，左室造影と冠動脈造影を同時に行う「同時造影」をすることで肥大した中隔心筋と栄養する中隔枝との関係が明瞭になる（図4 赤線：中隔枝，白矢印：中隔）．PTSMA 治療後に再治療を要する症例のなかには，1回目の治療時に適切な中隔枝を同定できなかったことが指摘[19]されており，左前下行枝以外からの栄養中隔枝は見逃されやすい．特に対角枝・中間枝から分枝する中隔枝は中隔基部を灌流することが多く，治療する際に見逃してはならない重要な枝であることがしばしばある．同時造影をすることにより，治療前に治療すべき中隔枝を明らかにすることができる（図4 右）．

3. 術中心筋コントラストエコーにより標的中隔枝を決定

　肥厚中隔心筋はマルチモダリティーにより評価するが，PTSMA 治療中は経胸壁心エコーしか用いな

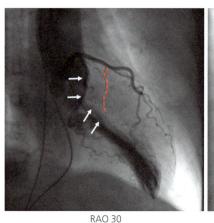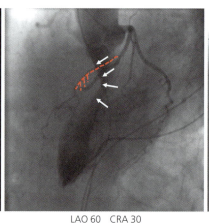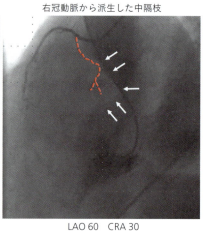

図4 同時造影による中隔枝の確認

い．患者は臥位で治療を受けているため臥位で経胸壁心エコーを当てるが，見え方などが多少変わることがあるため注意する．必ずPTSMA前に経胸壁心エコーを当て直し，どこまで焼灼するか再評価する．

　1990年代のPTSMAは左前下行枝近位部から派生する中サイズ以上の中隔枝を1本ずつバルーンで閉塞し，その都度左室内圧較差が改善するか評価し焼灼していた．しかし，バルーン閉塞による評価だけではどの程度エタノールで焼灼できたか見極めることができず，結果的に過剰焼灼を引き起こすことで房室ブロックの発生頻度が高くなったり，逆に十分なエタノール量を注入することができず圧較差を改善するまでに至らないことがあった．しかし，1998年にFaberらにより心筋コントラストを併用する方法が報告[20]され，合併症の軽減とともに治療成績が向上した．超選択的心筋コントラストエコーと呼ばれるこの方法では，治療前に中隔枝を閉塞したバルーンの先端よりレボビスト®を注入し，焼灼すべき肥厚心筋を栄養しているか確認してからエタノールの投与を開始する．中隔枝のなかには，造影上一見肥厚心筋を栄養しているように見えても，実際は右室側しか栄養していなかったり，中流部近くでは乳頭筋を栄養している中隔枝もみられる．超選択的心筋コントラストエコーを用いることで不必要な中隔枝へのエタノール投与を避けることができるようになり，治療効果が安定し合併症も軽減された．このため，現在では超選択的心筋コントラストエコーを用いることがクラスIで推奨されている[12]．しかし，2012年に欧州での製造が終了したため，現在レボビスト®が使用できず各施設が独自のコントラスト方法を試している．膠質液やヨード造影剤を攪拌し代用する方法があるが，当院ではパルミチン酸の効果を期待しビタジェクト®A液と低分子デキストランLを攪拌したものを，動物実験でテストし有用であることを確認し使用している[21]．いずれのコントラスト溶剤を用いても，必ず対象中隔枝が左室内膜側を栄養している枝であることを確認することが重要である．

4 ● 純エタノールで心筋焼灼（心筋凝固壊死）

　PTSMAの問題点の一つとして，十分量の純エタノール投与ができないことで生じる不完全焼灼により心室性不整脈の発現頻度が高まる可能性が挙げられてきた．純エタノールで焼灼された中隔心筋は，初期から心筋および中隔枝の凝固壊死が起こるが，十分な焼灼をされずに圧較差の改善がみられなかった症例では，線維組織と残存心筋が混在している[22]．そこで，いかに十分な量の純エタノールを注入し，しっかりと焼灼するかが課題となっている．当院では超選択的心筋コントラストエコーを用いて，栄養心筋が一様に白く濃染し後方減衰エコーを認めるまで中隔枝に対して純エタノールを投与することにしている[21]．理想的には，コントラスト

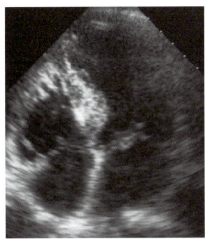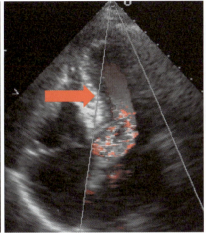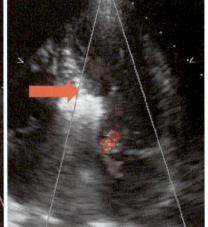

加速血流の開始点を確認する．　　加速血流の開始点まで純エタノールを注入し焼灼する．

図5　術中経胸壁心エコー

①スムーズなワイヤー挿入（適切なワイヤーの曲げ，サポート）
②適切なバルーン閉塞（低圧で拡張）
③血管床を破壊しない・側副血行路に入っていかない注入速度
　　造影剤　　　　　　　　　：濃染を避ける
　　レボビスト®（ビタジェクト）：0.5～1 ml／分の注入速度
　　純エタノール　　　　　　：0.3 ml／分以下の注入速度
④十分な焼灼ができているかの判断
　　純エタノール注入により心筋が白く濃染する
　　術後造影で中隔枝のflowがなくなる
⑤適切にバルーンを回収（陰圧にしたまま抜去）

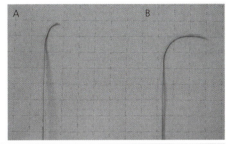

⑥50ccのロック付きシリンジで陰圧をかけながらバルーンをデフレーションする

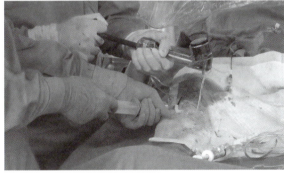

図6　安全かつ効果的にPTSMAを施行するためのポイント

溶剤により決定した肥厚中隔心筋に純エタノールを注入するが，現実としては術前のコントラストによる評価より純エタノールにより濃染する部位は広いことが多い．焼灼範囲の評価は超選択的心筋コントラストエコーと併用してカラードプラを用いることで加速血流の開始点を探しその開始点まで焼灼する（図5）．治療直後に左室内圧較差が25 mmHg以下まで改善した症例の治療成績は良いと報告[23]されているが，肥厚心筋の突出が強い場合は治療直後に十分な圧較差改善がみられないことも経験する．し

かし，PTSMAにより焼灼された中隔心筋は，前述のように6カ月から12カ月をかけて徐々に退縮するため，経胸壁心エコーにて標的領域が一様に白く濃染していることが確認できれば遠隔期に圧較差・自覚症状が改善することが期待できる．

5 ▪ 手技の工夫

図6に当院でPTSMAに際し注意していることを挙げた．

1) スムーズなワイヤー挿入（図6①）

一般的な PCI（図6A）と違いワイヤーの曲げは比較的大きくしておくと容易に中隔枝を選択することができる（図6B）．対角枝など左前下行枝以外から派生する中隔枝の場合，直接ワイヤー挿入が難しい場合は PCI と同様に CRUSADE や SASUKE などを用いる．

2) 適切なバルーン閉塞（図6②）

オーバーザワイヤーバルーンを拡張し純エタノールの流出を防ぐことが重要であるが，バルーン拡張圧は 4〜6 気圧に留める．これは，バルーン拡張後にガイドワイヤーを抜去するため，高圧をかけるとワイヤールーメンが閉塞することがあり，純エタノールの注入に支障を来すことがあるためである．したがって，中隔枝の血管径よりやや大きめのバルーンを用いて低圧で閉塞することを勧める．

3) 注入速度（図6③）

PTSMA ではオーバーザワイヤーバルーンから造影剤と純エタノールを注入する必要がある．中隔枝は血管径が小さいため，注入速度が速いと血管床自体を壊し，結果的に十分焼灼できないおそれがある．できるだけ左室内膜側まで純エタノールを注入するために血管構造を壊すことがないように，純エタノールは 0.3 ml/分以下でゆっくりと注入することが安全であり，これを勧める．

4) 十分な焼灼ができているか？（図6④）

PTSMA 手技で最も難しいのが十分焼灼できているかの判断である．前述のように術中心エコーでの濃染が一つの指標であるが，十分な焼灼ができた場合は純エタノール投与終了後の冠動脈造影で治療中隔枝の閉塞を確認することができる．当院では，中隔枝が末梢まで造影されるようであるとまだ十分な焼灼ができていない可能性があると考え，再度オーバーザワイヤーバルーンで閉塞し純エタノールを追加投与している．

5) 適切にバルーンを回収する（図6⑤）

注入する純エタノールが漏れないようするためオーバーザワイヤーバルーンを使用しているが，最も注意すべきは抜去のときである．純エタノールを注入する際に徐々にシリンジが固くなることを感じる．これは，凝固壊死が進むことでエタノールが徐々に入りにくくなっているためであるが，同時に純エタノールを注入した血管内の圧も上昇している．このため，不用意にオーバーザワイヤーバルーンを抜去すると，高まった中隔枝内の圧により純エタノールが逆流するおそれがある．当院ではロック付き 50 cc シリンジをオーバーザワイヤーバルーンに接続し，陰圧をかけてからバルーンをデフレーションし抜去している（図6⑥）．

PTSMA の急性期治療成績と合併症

これまで各施設からいくつかの急性期成績の報告がされているが，いずれの報告においても，術前みられた 60〜80 mmHg の左室内圧較差は術後 10〜20 mmHg まで有意に改善していることが示されている．それに伴い NYHA も有意な改善を認めており，最近報告された欧州のレジストリー研究においても良好な治療成績[15]が示された．圧較差の改善効果は術直後からみられ[24]，外科的中隔心筋縮小術と遜色ないとされている一方で 10〜20％ の合併症の報告がされている．脚ブロックを含む房室ブロック，非企図心筋梗塞，心室性不整脈といった不整脈，心筋梗塞，冠動脈解離，心タンポナーデなどが合併症として挙げられているが，そのなかで最も多いものが房室ブロックである[25]．LVOTO に対する治療では，治療すべき中隔枝が栄養する範囲に房室結節を含む刺激伝導系も含まれているため[26]，PTSMA では高率に刺激伝導系への影響がみられる．特に右脚ブロックを生じることが多い[27]ため，もともと左脚ブロックを有する症例では完全房室ブロックを来しやすく，オッズ比が 39 とされる[28]．術中超選択的心筋コントラストエコーを併用しても，どの中隔枝が房室結節を含む刺激伝導系を栄養しているか術前に予測することは困難である．一方で，外科的中隔心筋切除術では左脚ブロックを来しやすいため，術前から右脚ブロックを認める症例では術後の完全房室ブロックに注意を要するとされる．PTSMA により発生する房室ブロックによりペースメーカー留置が必要となる割合は外科的

中隔心筋切除術により発生する割合より多いことが指摘されており，外科治療後には 5% 程度であるのに対し PTSMA 後は 10% 程度必要となる[29]．房室ブロックに代表される合併症は，純エタノール投与量が多い症例でみられる[30]ため投与量を可能な限り減らすことが重要であるとされる．レジストリー研究からの報告では，治療効果と合併症を考慮し 1.5〜2.5 ml の投与が適切であるとされる[15]が，閉塞に関与する肥大心筋の大きさにより投与すべき純エタノール投与量が決まるため，十分な焼灼をするためには多くの純エタノールを必要とする場合もある．

そのほか，中隔枝のバルーン閉塞が不十分なため純エタノールが左前下行枝本幹末梢に漏れたり[27]，中隔の側副血行路を介して対側の右冠動脈末梢に純エタノールが漏れ予期せず no flow となり心室細動や心筋梗塞を合併するとされている．また，カテーテル操作に伴う冠動脈解離や，一時ペーシング留置により右室穿孔を来し心タンポナーデを併発することがあるので注意を要する．HOCM 症例では，一度ショック状態となるとバイタルのコントロールが極めて難しくなる．誤ってカテコラミンを投与すると，左室収縮が強くなり左室内圧較差が増悪することで血圧の低下を招く．IABP・PCPS といった機械的サポートを用いても，前負荷・後負荷が低下するため，バイタルのコントロールが難しくなり，左室の回復と肺うっ血のコントロールが極めて難しくなる場合がある．事前の予防策と十分な治療戦略が必要であるといえる．

PTSMA の長期成績と予後

LVOTO に対する外科的アプローチは 1960 年代に始められ，多数例の実施施設の良好な成績が報告されてきた[31]．一方で PTSMA が外科的中隔心筋切除術に比べ遠隔期の成績が劣る報告[32]や，術後に致死性不整脈を来すため警鐘を鳴らす報告[33]がされてきたが，近年次々に PTSMA 後の長期予後が比較的良好であることが報告[34,35]されている．2010年以降に報告された 3 年以上みた長期成績において，PTSMA 後の死亡率は 1.2〜2.5% であり，外科的中隔心筋切除術の 0.8〜4.6% と比較して遜色ないものであった．PTSMA は中隔心筋を純エタノールにより凝固壊死を起こす治療であるが，しばしば心筋梗塞と対比され遠隔期の不整脈による突然死が懸念されている．原因として，不十分な焼灼が原因とされている[36]が，多数例を対象とした報告では必ずしも突然死が増加するわけではないことが報告[37]されており，ハイリスクは HOCM 患者において ICD の必要性を増やすことなく予後を改善していると報告[38]されている．

また，前述のペースメーカー植込み術の割合と再治療に関しては外科的中隔心筋焼灼術のほうが成績が良いとされる．1 回目の PTSMA 後に 4〜13%（平均 8%）の症例で再 PTSMA や外科的心筋切除術が必要となると報告されている[19,23,30,32,34,39]が，この原因としては，閉塞心筋を栄養する中隔枝が同定できなかったり，分岐角の問題からバルーンを挿入できなかったという技術的な問題が挙げられており，本手技に関する learning curve が重要[39]である．肥大心筋を直接直視下で切除する外科的中隔心筋切除術と違い，心室中隔基部や流出路に続く異常腱策や異常乳頭筋が SAM の原因である場合中隔心筋のアルコール焼灼では圧較差の改善が得られないといった限界もある．

外科的中隔心筋切除術との使い分け

これまで PTSMA と外科的心筋切除術を比較したランダム化試験は行われていないものの，それぞれの治療成績を比較した報告[40〜44]をみると，有効性に差がみられないものの安全性の面で外科的心筋切除術のほうが良好であったという報告が多い．しかし，いずれの治療においても侵襲性の高さから十分経験を有する施設での施行が勧められており，ACCF/AHA のガイドラインでは「SRT は熟練した術者だけが，包括的な肥大型心筋症臨床プログラムのなかで，重度の薬剤抵抗性で有症状の LVOTO 患者に行われるべきである」とされ，包括的 HCM プログラム施設にて医師の 20 例以上の経験と施設と

して50例以上の経験があることが望まれている[13]．特にlearning curveがあることから，施設としての症例蓄積が必要であるとされ，治療による死亡率は1%未満でなければならないとされる．しかし，このような要件を満たす施設は本邦では極めて少ないのが現状である．また，SRTに関して今後もランダム化試験を行うことは難しい[45]ため，いずれの治療を選択すべきか明確な解答を導き出すことは難しい．しかし，本邦におけるガイドラインからいくつかのコンセンサスが得られる．

①年齢

若年から発症した症例は，肥厚の範囲が広く肥厚の程度も強いためPTSMAによる中隔心筋の焼灼のみでは十分な効果が得られない[14]ことがある．65歳以上ではPTSMAと外科的中隔心筋切除術で有意差がないものの，65歳未満では外科的心筋切除術のほうが有用であったと報告[19]されており，ACC/AHAのガイドラインでも若年者のSRTとして第一選択は外科的心筋切除術と示されている．一方でPTSMAは外科的心筋切除術に比べ低侵襲であることは明らかであり，呼吸機能の低下した患者や脳梗塞の既往のある患者ではPTSMAを考慮する．妊娠・出産を控えた若年女性に対しては，胸骨正中切開による美容上の問題となるものの，妊娠中は薬物治療に制限があり確実な圧較差改善が重要であることや，外科的心筋切除術のほうが早期に治療効果が得られる点で外科的治療を選択する．通常使用するβ遮断薬は妊娠の際でも内服できるものの，ジソピラミドやシベンゾリンは妊娠中の使用に対する安全性が確保できていない．総じて若年者では外科的心筋切除術，中高年者にはPTSMAを施行することが基本である．

②解剖学的問題

近年の画像診断の進歩とともにLVOTOの機序として乳頭筋の異常，中隔基部から異常乳頭筋に続く異常筋束，僧帽弁自体の異常，sigmoid septumといった中隔基部の彎曲の問題が明らかとなった[16, 17]．異常乳頭筋がある症例では左室内圧較差を認める[46]とされており，異常乳頭筋を外科的に切除することで左室内圧較差が改善したと報告[47, 48]された．異常乳頭筋が左室内圧較差の原因となっている症例に対してのPTSMAの効果は未だ不明であり，繰り返しPTSMAを施行しても左室内圧較差が改善しなかった症例のなかには，このような構造的異常を認め外科的治療が必要であった症例も経験している（図3）．したがって，左室内圧較差の原因となる構造的異常を術前にしっかり画像評価し適応を決めるべきである．

中流部閉塞に対するPTSMA

中流部閉塞はHOCMの約5～10%にみられ，著明な心肥大により左室内圧較差を生じ，LVOTO患者よりも息切れや胸部圧迫感といった臨床症状を強く訴える．著明な圧較差の結果心室瘤を形成する症例もあり，予後が不良であることが報告[49, 50]されており，早期の外科的介入が必要である．一方，PTSMAに関してはACCF/AHAおよびESCのガイドラインともにLVOTOに対する治療とされ中流部閉塞は対象となっていない．しかし，薬物抵抗性の中流部閉塞性肥大型心筋症に対しPTSMAが有効であった報告[51]がされ，外科的中隔心筋切除術よりも効果は限定的ではあるものの，PTSMAが圧較差の軽減および症状の改善に寄与したという報告[52]もある．本邦では，クラスⅡbではあるものの中流部閉塞がPTSMAの対象としてガイドラインに記載されていることは重要である．今後の症例の蓄積が望まれる．

おわりに

近年のカテーテル治療と画像診断の進歩によって，PTSMAは比較的安全かつ有効なSRTとして広まってきている．これまでの経験から，注意すべき合併症は明らかとなっているため，予防策をしっかりととることが重要である．さらに，閉塞の機序を明らかにすることはPTSMAと外科的心筋切除術を適切に選択するうえで重要であるため，経食道心エコーや心臓形態CT，心臓MRIを用いて丁寧に評価をすることが重要である．特に術中行う超選択的心

筋コントラストエコーが治療の成否を決めることを忘れてはならない.

SRTはACC/AHAのガイドライン，ESCガイドライン，本邦における構造的心血管疾患へのインターベンション治療ガイドラインのいずれにおいても経験豊富なセンター施設で施行することが強く推奨されている．心不全・虚血・突然死といった多彩な病態をもつ本疾患では，SRTを行った後も循環器のトータルマネージメントが求められる．日本においてもセンター化された病院で診断・治療が行われ，数多くの経験を蓄積することが本治療の治療成績を向上させるうえで重要であると考える．

文献

1) Smedira NG, Lytle BW, Lever HM, et al : Current effectiveness and risks of isolated septalmyectomy for hypertrophic obstructive cardiomyopathy. Ann Thorac Surg 85 : 127-133, 2008
2) Brugada P, de Swart H, Smeets JL, Wellens HJ : Transcoronary chemical ablation of ventricular tachycardia. Circulation 79 : 475-482, 1989
3) Sigwart U : Non-surgical myocardial reduction for hypertrophic obstructive cardiomyopathy. Lancet 346 : 211-214, 1995
4) Ro R, Halpern D, Sahn DJ, et al : Vector Flow Mapping in Obstructive Hypertrophic Cardiomyopathy to Assess the Relationship of Early Systolic Left Ventricular Flow and the Mitral Valve. J Am Coll Cardiol 64 : 1984-1995, 2014
5) Yoerger DM, Picard MH, Palacios IF, et al : Time course of pressure gradient response after first alcohol septal ablation for obstructive hypertrophic cardiomyopathy. Am J Cardiol 97 : 1511-1514, 2006
6) Mazur W, Nagueh SF, Lakkis NM, et al : Regression of left ventricular hypertrophy after nonsurgical septal reduction therapy for hypertrophic obstructive cardiomyopathy. Circulation 103 : 1492-1496, 2001
7) van Dockum WG, Beek AM, ten Cate FJ, et al : Early onset and progression of left ventricular remodeling after alcohol septal ablation in hypertrophic obstructive cardiomyopathy. Circulation 111 : 2503-2508, 2005
8) Maron BJ, Maron MS : Hypertrophic cardiomyopathy. Lancet 381 : 242-255, 2013
9) Maron MS, Olivotto I, Betocchi S, et al : Effecgt of Left Ventricular Outflow Tract Obstruction on Clinical Outcome in Hypertrophic Cardiomyopaty. N Engl J Med 348 : 295-303, 2003
10) Kofflard MJ, Ten Cate FJ, van der Lee C, van Domburg RT : Hypertrophic Cardiomyopathy in a Large Community-Based population : Clinical Outcome and Identification of Risk Factor for Sudden Cardiac Death and Clinical Deterriroration. J Am Coll Cardiol 41 : 987-993, 2003
11) Hamada M, Ikeda S, Shigematsu Y : Advances in medical treatment of hypertrophic cardiomyopathy. J Cardiol 64 : 1-10, 2014
12) 2014 ESC Guidelines on diagnosis and management of hypertrophic cardiomyopathy : The Task Force for the Diagnosis and Management of Hypertrophic Cardiomyopathy of the European Society of Cardiology（ESC）. Eur Heart J 35 : 2733-2779, 2014
13) Gersh BJ, Maron BJ, Bonow RO, et al : 2011 ACCF/AHA guideline for the diagnosis and treatment of hypertrophic cardiomyopathy : executive summary : a report of the American College of Cardiology Foundation/American Heart Association Task Force on Practice Guidelines. Circulation 124 : 2761-2796, 2011
14) 日本循環器学会．循環器病ガイドシリーズ2014年版：先天性心疾患，心臓大血管の構造的疾患（structural heart disease）に対するカテーテル治療のガイドライン．平成27年3月5日発行
15) Veselka J, Faber L, Liebregts M, et al : Outcome of Alcohol Septal Ablation in Mildly Symptomatic Patients With Hypertrophic Obstructive Cardiomyopathy : A Long-Term Follow-Up Study Based on the Euro-Alcohol Septal Ablation Registry. J Am Heart Assoc 6 : e005735, 2017
16) Cavaicante JL, Barboza JS, Lever HM : Diversity of Mitral Valve Abnormalities in Obstructive Hypertrophic Cardiomyopathy. Prog Caridovasc Dis 54 : 517-522, 2012
17) Kwan DH, Smedira NG, Popovic ZB, et al : Steep left ventricle to aortic root angle and hypertrophic obstructive cardiomyopathy : study of a novel association using three-dimensional multimodality imaging. Heart 95 : 1784-1791, 2009
18) Fifer MA, Sigwart U : Hypertrophic cardiomyopathy : alcohol septal ablation. Eur Heart J 32 : 1059-1064, 2011
19) Sorajja P, Valeti U, Nishimura RA, et al : Outcome of Alcohol Septal Ablation for Obstructive Hypertrohic Caridiomyopathy. Circulation 118 : 131-139, 2008
20) Faber L, Seggewiss H, Gleichmann U : Percutaneous transluminal septal myocardial ablation in hypertrophic cardiomyopathy. Results with respect to intraprocedual myocardial contrast echocardiography. Circulation 98 : 2415-2421, 1998
21) 高山守正：閉塞性肥大型心筋症に対する経皮的中隔心筋焼灼術（PTSMA）．吉田 清，大倉宏之，編：Ⅲ肥大型心筋症．SHDインターベンション治療のための心エコー図マニュアル，メジカルビュー社，2014
22) Baggish AL, Smith RN, Palacios I, et al : Pathological effects of salcohol septal ablation for hypertrophic obstructive cardiomyopathy. Heart 92 : 1773-1778, 2006
23) Chang SM, Lakkis NM, Franklin J, et al : Predictors of outcome after alcohol septal ablation therapy in patients with hypertrophic obstructive cardiomyopathy. Circulation 109 : 824-827, 2004
24) Alam M, Dokainish H, Lakkis N : Alcohol septal ablation for hypertrophic obstructive cardiomyopathy : a systematic review of published studies. J Interv Cardiol 19 : 319-327, 2006
25) Zhang W, Li Z, Zhang M, et al : Complications of percutaneous transluminal septal myocardial ablation in hypertrophic obstructive cardiomyopathy. Clin Med J（Engl）115 : 1283-1286, 2002
26) Hamada M, Kodama K, Hiwada K : Response to letter : clinical significance of obstruction of the first major septal branch. Circulation 98 : 377-378, 1998
27) Holmes DR Jr, Valeti US, Nishimura RA : Alcohol septal ablation for hypertrophic cardiomyopathy : indications and technique. Catheter Cardiovasc Interv 66 : 375-389, 2005
28) Chang SM, Nagueh SF, Spencer WH 3rd, Lakkis NM : Complete Heart Block : Determinants and Clinical Impact in Patients With Hypertrophic Obstructive Cardiomyopathy Undergoing Nonsurgical Septal Reduction Therapy. J Am Coll Cardiol 42 : 296-300, 2003
29) Liebregts M, Vriesendorp PA, Ten Berg JM : Alcohol Septal Ablation for Obstructive Hypertrophic Cardiomyopathy : A Word of Endorsement. J Am Coll Cardiol 70 : 481-488, 2017
30) Kuhn H, Lawrenz T, Lieder F, et al : Survival after transcoronary ablation of septal hypertrophy in hypertrophic obstructive cardiomyopathy（TASH）: a 10 year experience. Clin Res Cardiol 97 : 234-243, 2008
31) McCuklly RB, Nishimura RA, Tajik AJ, et al : Extent of clinical improvement after surgical treatment of hypertrophic obstructive cardiomyopathy. Circulation 94 : 467-471, 1996
32) ten Cate FJ, Soliman OI, Michels M, et al : Long-term outcome of

alcohol septal ablation in patients with obstructive hypertrophic cardiomyopathy : a word of caution. Circ Heart Fail 3 : 362-369, 2010
33) Mcgregor JB, Rahman A, Rosanio S, et al : Monomorphic Ventricular Tachycardia : A Late Complication of Percutaneous Alcohol Septal Ablation for Hypertrophic Cardiomyopathy. Am J Med Sci 328 : 185-188, 2004
34) Jensen MK, Almaas VM, Jacobsson L, et al : Long-term outcome of percutaneous transluminal septal myocardial ablation in hypertrophic obstructive cardiomyopathy : a Scandinavian multicenter study. Circ Cardiovasc Interv 4 : 256-265, 2011
35) Liebregts M, Vriesendorp PA, Mahmoodi BK, et al : A Systematic Review and Meta-Analysis of Long-Term Outcomes After Septal Reduction Therapy in Patients With Hypertrophic Cardiomyopathy. J Am Coll Cardiol HF 3 : 896-905, 2015
36) Hirata K, Wake M, Asato H, et al : Sudden death of a case of hypertrophic obstructive cardiomyopathy 19 months after successful percutaneous transluminal septal myocardial ablation. Circ J 67 : 559-561, 2003
37) Leonardi RA, Kransdorf EP, Simel DL, Wang A : Meta-analyses of septal reduction therapies for obstructive hypertrophic cardiomyopathy : comparative rates of overall mortality and sudden cardiac death after treatment. Circ Cardiovasc Interv 3 : 97-104, 2010
38) Lawrenz T, Obergassel L, Lieder F, et al : Transcoronary ablation of septal hypertrophy does not alter ICD intervention rates in high risk patients with hypertrophic obstructive cardiomyopathy. Pacing Clin Electrophysiol 28 : 295-300, 2005
39) van der Lee C, Scholzel B, ten Berg JM, et al : Usefulness of clinical, echocardiographic, and procedural characteristics to predict outcome after percutaneous transluminal septal myocardial ablation. Am J Cardiol 101 : 1315-1320, 2008
40) Nagueh SF, Ommen SR, Lakkis NM, et al : Comparison of ethanol septal reduction therapy with surgical myectomy for the treatment of hypertrophic obstructive cardiomyopathy. J Am Coll Cardiol 38 : 1701-1706, 2001
41) Qin JX, Shiota T, Lever HM, et al : Outcome of patients with hypertrophic obstructive cardiomyopathy after percutaneous transluminal septal myocardial ablation and septal myectomy surgery. J Am Coll Cardiol 38 : 1994-2000, 2001
42) Firoozi S, Elliott PM, Sharma S, et al : Septal myotomy-myectomy and transcoronary septal alcohol ablation in hypertrophic obstructive cardiomyopathy. A comparison of clinical, haemodynamic and exercise outcomes. Eur Heart J 23 : 1617-1624, 2002
43) Ralph-Edwards A, Woo A, McCrindle BW, et al : Hypertrophic obstructive cardiomyopathy : comparison of outcomes after myectomy or alcohol ablation adjusted by propensity score. J Thorac Cardiovasc Surg 129 : 351-358, 2005
44) ten Cate FJ, Soliman OI, Michels M, et al : Long-term outcome of alcohol septal ablation in patients with obstructive hypertrophic cardiomyopathy : a word of caution. Circ Heart Fail 3 : 362-369, 2010
45) Olivotto I, Ommen SR, Maron MS, et al : Surgical myectomy versus alcohol septal ablation for obstructive hypertrophic cardiomyopathy. Will there ever be a randomized trial? J Am Coll Cardiol 50 : 831-834, 2007
46) Kwon DH, Setser RM, Thamilarasan M, et al : Abnormal papillary muscle morphology is independently associated with increased left ventricular outflow tract obstruction in hypertrophic cardiomyopathy. Heart 94 : 1295-1301, 2008
47) Rowin EJ, Maron BJ, Lesser JR, et al : Papillary muscle insertion directly into the anterior mitral leaflet in hypertrophic cardiomyopathy, its identification and cause of outflow obstruction by cardiac magnetic resonance imaging, and its surgical management. Am J Caridol 111 : 1677-1679, 2013
48) Gruner C, Chan RH, Crean A, et al : Significance of left ventricular apical-basal muscle bundle identified by cardiovascular magnetic resonance imaging in patients with hypertrophic cardiomyopathy. Eur Heart J 35 : 2706-2713, 2014
49) Efthimiadis GK, Pagourelias ED, Parcharidou D, et al : Clinical characteristics and natural history of hypertrophic cardiomyopathy with midventricular obstruction. Circ J 77 : 2366-2374, 2013
50) Minami Y, Kajimoto K, Terajima Y, et al : Clinical implications of midventricular obstruction in patients with hypertrophic cardiomyopathy. J Am Coll Cardiol 57 : 2346-2355, 2011
51) Seggewiss H, Faber L : Percutaneous septal ablation for hypertrophic cardiomyopathy and mid-ventricular obstruction. Eur J Echocardiogr 1 : 277-280, 2000
52) Yang YJ, Fan CM, Yuan JQ, et al : Effectiveness of Alcohol Septal Ablation Versus Transaortic Extended Myectomy in Hypertrophic Cardiomyopathy with Midventricular Obstruction. J Interven Cardiol 29 : 619-627, 2016

自分の感情をないものとし、感情を出す人を「レベルが低い」と見下す"オレ様"開業医のヨウスケさん。

自分の感情より相手の感情を優先して、他人の世話ばかりしてしまう"いい人"心理士のワカバさん。

本書に登場するふたりは一見対照的ですが、意外な共通点があります。どちらも「つらいと言えない」のです。

いえ、もしかして医師・看護師をはじめとする援助専門職は、みなこの"病"を持っているのかもしれません。

そんな「つらいと言えない」人たちが、マインドフルネスとスキーマ療法をやってみたら……。

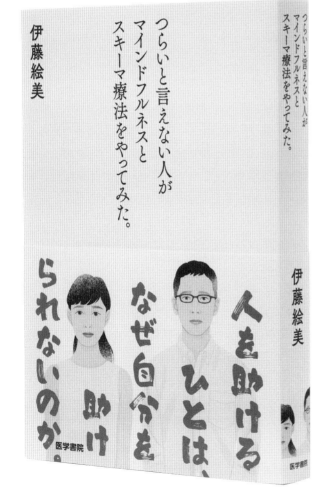

目　次

第 1 章
ヨウスケさんと行ったマインドフルネス
ヨウスケさんとの出会い／背中の痛みのセルフモニタリングにトライするが……／マインドフルネスの練習を始める／夫婦関係の調整／ふたたびマインドフルネスのワークへ／ヨウスケさんの気づき

第 2 章
スキーマ療法を通じてのヨウスケさんと家族の回復
自らのスキーマとモードについて知る／ヨウスケさんと家族の変化

第 3 章
慢性的な生きづらさを持つワカバさん
ワカバさんとの出会い／セルフモニタリングによって見えてきたこと／マインドフルネスのワークとそれによる気づき／「生きづらさ」への気づきとスキーマ分析／新たな生き方の模索と生活の変革

つらいと言えない人が
マインドフルネスと
スキーマ療法をやってみた。

洗足ストレスコーピング・サポートオフィス所長
伊藤絵美

四六判　頁272　2017年　定価：本体1,800円＋税
[ISBN 978-4-260-03459-3]

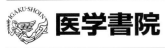
医学書院　〒113-8719　東京都文京区本郷1-28-23　[WEBサイト] http://www.igaku-shoin.co.jp
[販売部] TEL：03-3817-5650　　FAX：03-3815-7804　　E-mail：sd@igaku-shoin.co.jp

特集 Structural Heart Disease インターベンション―「新しい」インターベンションのすべて
先天性，その他

経カテーテル人工弁周囲逆流閉鎖術の適応と実際

有田武史

Point

- 溶血性貧血や心不全を来した人工弁周囲逆流に対する治療は，外科的再手術のほかに近年では経カテーテル人工弁周囲逆流閉鎖術が行われるようになっている．
- 経カテーテル人工弁周囲逆流閉鎖術は人工弁周囲逆流の位置によっていろいろなアプローチのしかたがある．
- 経カテーテル人工弁周囲逆流に用いられるデバイスはほとんどオフラベルデバイスであり，今後のさらなる専用デバイスの開発が求められる．

人工弁周囲逆流（paravalvular leak；PVL）閉鎖術の病態および評価

心臓外科手術による人工弁置換術の術後合併症には，血栓症，人工弁感染，パンヌス，生体弁機能不全，人工弁周囲逆流（paravalvular leak；PVL，図1）などがあり，再手術を余儀なくされる場合がある．

これらの術後合併症のうち，PVLは，全人工弁置換術後患者の5～18%に認め，僧帽弁置換術後の約7～17%，大動脈弁置換術後の2～10%に生じるといわれている．発症時期に関しては早期のPVLの発生率はおよそ1%，晩期の発生率は0.5～1%/年とされる[1,2]．

ほとんどのPVLは無症候性が多いものの，全人工弁置換術後の1～5%の症例に遷延性溶血性貧血，心不全，または遷延性溶血性貧血と心不全双方を呈する場合がある[2,3]．

人工弁置換術後のPVLの原因としては，感染性内膜炎，弁輪部分の石灰化・脆弱性，手術手技，人工弁と弁輪のサイズの不均衡，Marfan症候群などの組織異常，最近のステロイド剤の開始などが関与すると考えられる．技術的な要因としては人工弁の種類（機械弁のほうが生体弁よりもPVL発症リス

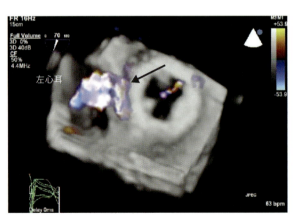

図1 経食道心エコーで観察した僧帽弁位人工弁周囲逆流
左心耳基部にPVLを認める（矢印）．

ありた たけし　九州大学病院血液・腫瘍・心血管内科（〒812-8582 福岡県福岡市東区馬出3-1-1）

クが高いとされる），位置（supraannular position のほうが PVL リスクが高い），縫合方法（連続縫合のほうが結節縫合のほうが PVL リスクが高い）などが挙げられる．術後早期の PVL は技術的な要因によるものがほとんどであるが，晩期の PVL は，心内膜炎あるいは不完全に除去された石灰化弁輪組織が徐々に崩れていくことが原因とされる[4]．

PVL 部位を通る逆流によって溶血性貧血が起こり，また内皮障害を起こすことによって心内膜炎を来す．PVL が大きいほど有症候性であり，また数が多いほど溶血のリスクが高まる．

PVL の評価は主に経食道心エコーによって行われる．僧帽弁位 PVL の場合，経食道心エコーでは aorto-mitral continuity を 12 時として左房後壁側からみて時計方向に場所を記述する（図2）．同様に大動脈弁位 PVL に関しては同じく aorto-mitral continuity を 12 時として時計方向に場所を記述する（図2）．重症度については PVL に特化した正式な重症度分類はないが，大動脈弁位 PVL は VARC2 基準によるもの[5]（表1），僧帽弁位 PVL は Arribas-Jimenez らの提唱するもの（表2）を参考に評価する[6]．

PVL の治療：内科治療，外科治療，経カテーテル治療

弁周囲逆流に対する治療には対症療法としての薬物治療，輸血，根治治療として心臓外科手術（再開胸）がある．溶血性貧血が主な病状の場合には，一

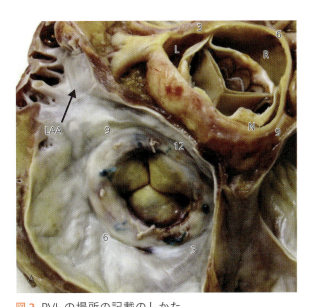

図2 PVL の場所の記載のしかた
僧帽弁位 PVL の場合 10〜2 時の間と 6〜10 時の間が最も多い．大動脈弁位 PVL は 7 時から 11 時くらいが好発部位である．

表1 大動脈弁位 PVL 重症度の評価基準：VARC2 基準による（文献[5]より引用）

	mild	moderate	severe
Diastolic flow reversal in the descending Aorta : PW Doppler	Absent or brief early diastolic	intermediate	Prominent, holodiastolic
Regurgitant Volume	<30 cc	30〜59 cc	≧60 cc
Regurgitant Fraction	<30%	30〜49%	≧50%
ERO（cm^2）	<0.10	0.10〜0.29	≧0.3
Circumferential extent（%）	<10%	10〜29%	≧30%

表2 僧帽弁位 PVL 重症度の評価基準（Arribas-Jimenez 基準）（文献[6]より引用）

	Mild	Moderate	Severe
systolic flow reversal in the pulmonary veins.（PW Doppler 法による）	Dominant systolic wave	Dominant diastolic wave	Systolic wave reversal
VC width（2D or 3D）	<3	3.0〜6.9	≧7.0
ERO Area（cm^2）（by 3D TEE）	<0.2	0.2〜0.39	≧0.4
color flow jet area（cm^2）	2.0〜3.9	4〜9.9	≧10

いまだ定まったものはないが，本基準は極めて現実的な指標と思われる．

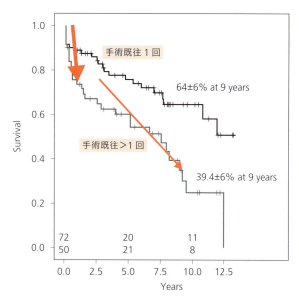

図3 僧帽弁位PVLに対する再手術の成績
手術既往1回よりも手術既往2回以上のほうが予後不良である．（文献[11]より引用）

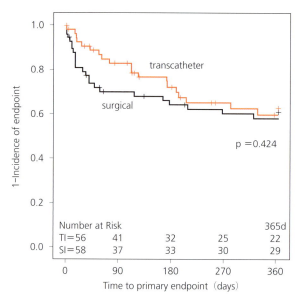

図4 カテーテルPVL閉鎖と外科的再手術の比較
報告によって一定しないが，必ずしもカテーテル治療の優位性を支持する報告だけではない．（文献[15]より引用）

生にわたる定期的な輸血で対処する場合もあるが，頻回なる輸血にはヘモクロマトーシス発症のリスク，不規則抗体の出現など多くの問題がある．エリスロポエチン製剤，β遮断薬，pentoxifyllineなどが溶血には有効であるとの報告があり，特にβ遮断薬は安価かつ効果が確実であるが，徐脈・低血圧などの副作用がある[7,8]．PVLが軽度から中等度であっても溶血性貧血があればPVL発生後3年でのイベント回避率が，溶血性貧血がない場合の78%と比較して，16%であることも報告されている[9]．したがって，症候性PVLに対する保存的治療は予後不良である．

薬物治療でもコントロールできない場合には，根治治療として，心臓外科手術（再開胸）が必要となるが，再手術は，再開胸による合併症のリスクが伴い，また基礎にある弁輪部の石灰化・脆弱性などのために外科手術後も再度弁周囲逆流を引き起こす可能性が高い．海外においても，再手術による死亡率は6～42%[2,3]，周術期の脳卒中発症率は5.1%と報告され，さらに，感染性心内膜炎は7.5%に発生し，同じ場所からの再逆流は20～37%，10年生存率は63%[10]との報告がある．首尾よく再手術（ほとんどは再弁置換術）を行っても，その後PVLが再発する場合もある．再手術の成績は良好とはいえず，再発を繰り返し外科的治療が困難な状況に陥る場合がある（図3）[11]．

このような状況を鑑み，海外においては弁置換術後のPVL患者に対して，1992年以降，カテーテルを用いた経皮的閉鎖術が行われている．現在では2014年の欧米のガイドラインでともにクラスⅡb，Ⅱaと記載されている[12,13]．外科的手術とカテーテル手術を比較した報告ではカテーテル手術のほうが優れているという報告[14]と，同等であるという報告[15]がある（図4）．

経カテーテルPVL閉鎖術のエビデンス

僧帽弁置換術後のPVL患者に対して，1992年に初めてカテーテルを用いた経皮的閉鎖術が行われ治療を行った7症例全例で，デバイス留置に成功している[16]．2011年の米国メイヨークリニックからの報告[17]では，溶血性貧血または心不全の併発があり，かつ開心術の高リスクの患者，115症例141欠損孔に対して，AMPLATZER Septal Occluder, Duct Occluder（ADO），Muscular Ventricular Septal Defect OccluderおよびAMPLATZER Vascular Plug（AVP）Ⅱのいずれかのデバイスを用いて閉鎖術が施行された．成功率は77%で，30日以内の

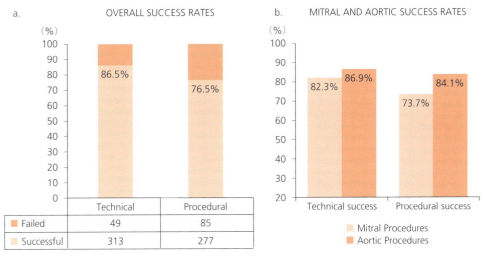

図5 メタ解析によるカテーテル PVL 閉鎖の成績
a：全体的な技術的成功（デリバリーの成否）と手技的成功（逆流減少の成否）．b：僧帽弁 PVL と大動脈弁 PVL のそれぞれの成功率．（文献[18]より引用）

合併症は 8.7%（突然死・原因不明死 1.7%，脳卒中 2.6%，緊急外科手術 0.9%，出血 5.2%）であった．経皮的カテーテル閉鎖術による死亡は認められていない．2012 年の欧州からの報告では，弁周囲逆流患者 66 症例（傍僧帽弁欠損孔 54 例，傍大動脈弁欠損孔 12 例）に対し，僧帽弁周囲逆流閉鎖術の成功率は 96.2%，手技による合併症もなく，術後 2 年経過時点で 91% の患者で心不全の改善が認められている[10]．

このように多少の成績のばらつきはあるものの 2015 年に発表されたメタ解析によれば技術的成功率は 86%，手技成功率は 76% とされている[18]．僧帽弁 PVL 全体としてみれば手技成功率・有効率はそれぞれ 82.3%，72.3% であった．大動脈弁 PVL は全例大腿動脈穿刺，逆行性アプローチにて治療が行われており，手技成功率，有効率がそれぞれ 86.9%，84.1% とされる（図5）．

今現在世界中で使用されているデバイスを図6 に示す．AVP Ⅱ，AVP Ⅲ，ADO，Occlutech PLD device などが用いられるが，このうち AVP Ⅱ，ADO は本邦では他の目的で承認が下りている．Occlutech PLD は 2014 年 10 月に欧州において PVL 専用デバイスとして CE マークを取得しており，現在本邦において医師主導治験（主幹：九州大学）が進行中である．

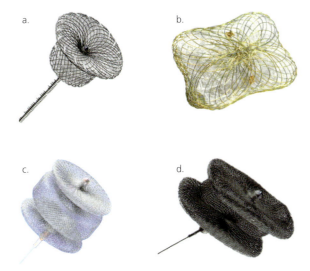

図6 カテーテル PVL 閉鎖に用いるデバイス
a：AMPLATZER Ductal Occluder，b：Occlutech PLD device，c：AMPLATZER Vascular Plug Ⅱ，d：AMPLATZER Vascular Plug Ⅲ．

経カテーテル PVL 閉鎖術の実際と合併症

1 ▪ 大動脈弁位 PVL

現在大動脈弁位には人工弁のほかに THV（transcatheter heart valve）弁も入れられている．大動脈弁位人工弁の PVL の頻度は 5% 程度である．一方 THV 弁は SAPIEN XT の時代の 20% 台から第 2 世代の SAPIEN3，EvolutR で 3% 台になりとデバイスの進化によって PVL の頻度は減少してきてはいる

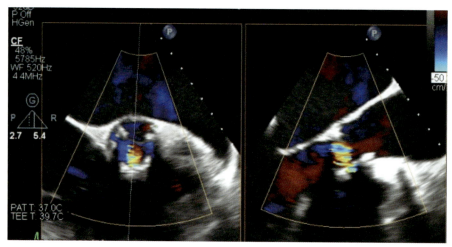

図7 右冠尖側の大動脈弁位 PVL
本症例では経食道心エコーでもよく観察されているが，音響陰影によって見えにくいことも少なくない．

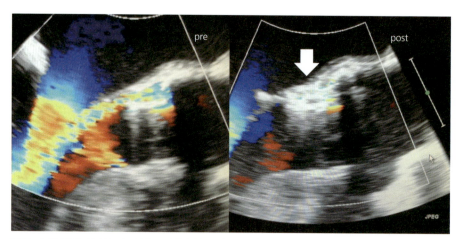

図8 大動脈弁位 PVL に対してガイドワイヤーを PVL に通過させたところ
本症例は SAPIEN XT 留置後の PVL に対してワイヤーを通過，AVP Ⅱ の 8 mm を一つ入れたのみで PVL が減少した．（東邦大学医療センター大橋病院　原英彦先生ご提供）

ものの，いまだに数 % は moderate 以上の PVL が残存している．大動脈弁位 PVL によって溶血性貧血を来す頻度は僧帽弁位 PVL と比較すると少なく，多くは大動脈―左室の逆流による容量負荷からの心不全症状が主体となる．

対象となる患者全員が少なくとも一度は開心術を受けているため，大動脈弁逆流が重症化しても非開心術症例のように左室拡大が認められない例がある．大動脈弁位 PVL の診断はいくつかの基準が提唱されているが，複数の指標を考慮して診断するのが一般的である[5]．大動脈弁位 PVL の診断は部位によっては評価が難しいことがあり，左冠尖よりの PVL は経食道心エコーで視認しやすいが，右冠尖/無冠尖よりの PVL は経胸壁心エコーで評価しやすい傾向がある（図7）．

大動脈弁位 PVL に対するカテーテル治療は，通常逆行性にガイドワイヤーを PVL 孔に通過させることによって可能となる．通常 AL-1 などの方向性を操作できるガイディングカテーテルを用いてワイヤーを通過させるが，部位によっては左上肢・大腿アプローチよりも右上肢アプローチのほうがワイヤー通過が易しい可能性がある．ワイヤーが通過した後は，ガイディングカテーテルまたはシースを PVL 孔に通過させ適切なデバイスを挿入させる（図8）．デバイスは AVP，Occlutech PLD などがよく用いられるが，一般的に AVP は oversize 気味に，Occlutech PLD は undersize 気味でデバイスサイズを選

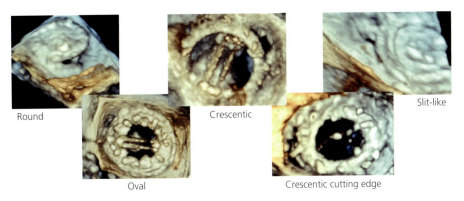

図9 様々な形状のPVL
PVLの形態，サイズは多様である．

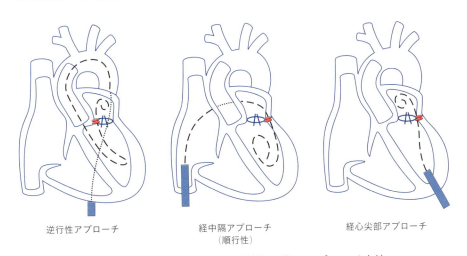

図10 僧帽弁位PVLに対するカテーテル閉鎖術の際のアプローチ方法
主に逆行性アプローチは中隔側PVLに対して用いる．経中隔アプローチは前壁〜側壁〜後壁のPVLに対して適している．経心尖部アプローチは後壁あるいは中隔側PVLに対して有用である．

択するほうが望ましいとされる．人工弁がsupra-annularに縫着されている場合はPVLのpathwayがかなり斜めになっている場合があり，デリバリーシースの挿入に難渋する場合があり，stiffwireの使用やballoonによるmodification，anchoringテクニックが用いられる．

合併症としては人工弁に対するデバイスの干渉，ガイドワイヤーによる左室穿孔・不整脈の誘発，冠動脈入口部の閉鎖などが起こりうる．

また僧帽弁，大動脈弁いずれの弁，いずれのアプローチでも起こりえるのが閉鎖デバイスによる人工弁への干渉である．通常人工弁への干渉が認められた場合には閉鎖デバイスの位置を変更させることで解除できる場合がほとんどであるが，なかにはデバイスごと引っかかってしまって解除不能となり緊急手術となる場合があるため細心の注意が必要である．

2 ▪ 僧帽弁位PVL

僧帽弁位PVLは左室左房圧較差が存在するために，流速も速くなる傾向があり，大動脈弁位PVLよりも溶血性貧血を生じやすい．小さなPVL孔は溶血を来しやすく，PVL孔が大きくなると逆に溶血を来すことが少なくなり，心不全傾向を来す．

好発部位は左心耳周辺（8〜10時），大動脈弁僧帽弁連続体（12〜1時），左房後壁（4〜6時）である．PVLの形態も図9に示すように多種多様な形態がある．

場所によってアプローチのしかたが異なる（図10）．一般的にmedial，posteriorであれば経心尖部からのほうがアプローチしやすい．lateral，anteriorであれば経心房中隔から十分にアプローチできる．また大動脈弁が機械弁でなければ大腿動脈か

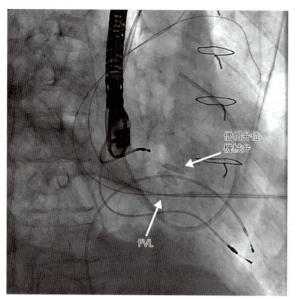

図11 経心尖部アプローチによる僧帽弁位PVLカテーテル閉鎖術
PVLにワイヤーを2本挿入したところ．

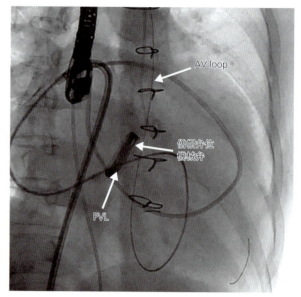

図12 経心房中隔アプローチによる僧帽弁位PVLカテーテル閉鎖術
PVLにワイヤーを通過させ，さらに大動脈に逆行性に挿入したスネアカテーテルでそれを把持し，AV loopを作成している．

ら逆行性にアプローチすることも可能であり，特にmedialの症例は経心房中隔アプローチと比較してガイディングカテーテルの操作，ワイヤリングなどが比較的容易であり有用である．

経心尖部アプローチ（TA）の際は，第5～6肋間を小切開しTA-TAVIと同じ要領で心尖部を処置した後8～10Frのシースを挿入する．シースの中にJR4などの診断カテーテルを挿入し，0.035あるいは0.014″のワイヤーでPVLの孔を通過させ，それをたどってJR4，シースを挿入する（図11）．デバイスによって必要なデリバリーシースの径が異なるため確認が必要である．経心尖部アプローチの際にはどうしても心尖部からの出血が問題となる．そのためワイヤーを通過させるのに時間がかかりそうな小さなPVLあるいは形態の複雑なPVLは心尖部アプローチは不向きであるといえる．

経心房中隔アプローチの際には，まず心房中隔穿刺を行う必要があるが，過去に心房中隔アプローチで手術を行った例などは心房中隔が肥厚石灰化していることが少なからずあり，心房中隔穿刺に難渋することがある．RFニードルなどの使用はほぼ必須と考えてもよいだろう．左房内にワイヤーを通過させたのちは，アジリス8.5FrカテーテルあるいはメドトロニックFlexカテーテル12Frを左房内に挿入し，その先端可変性を利用してPVLへガイドワイヤーを通過させなければならないため，カテーテルの操作がしやすいように可能な限り後方から穿刺したほうが望ましい．望ましい穿刺の高さはPVLの位置やPVLの向き（縁から中央に向かって斜めに走るPVL構造のことがある）によって異なる．左房からPVLを介して左室へワイヤーが通過したものの，デリバリーシースが挿入困難なことがあり，そのような場合には大動脈から挿入したスネアカテーテルでワイヤーを把持し，AVloopを作成する必要がある場合がある（図12）．心房中隔穿刺の心臓壁穿孔，左房から左室へ硬いワイヤーを通したときの心室性不整脈，AVloopを作成したときのPVL孔周辺構造，弁組織への損傷などが合併症として挙げられる．

経大動脈アプローチの場合には，大動脈弁をJRまたはIMAのようなカテーテルを通過させPVLに対して0.014あるいは0.035″ワイヤーを通過させる．その後左房へ比較的細径の4Fr以上のカテーテルを挿入し，extra stiff以上の硬さのあるサポートワイヤーを左房に挿入する．次にサポートワイヤーを介してデリバリーシースを左房へ挿入していく（図

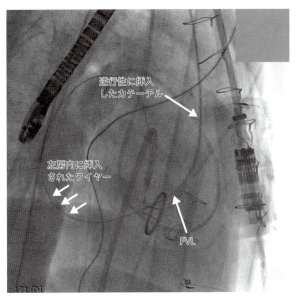

図13 経大動脈アプローチによる僧帽弁位PVLカテーテル閉鎖術
PVLにワイヤーを通過させ左房にワイヤーを奥深くまで挿入している.

13). 経心房中隔アプローチと比較してバックアップが得られないことが多いので,サポートワイヤーの使用はほぼ必須であるといえる.大動脈弁〜僧帽弁の角度が急峻であることを考えてもあまり太いデリバリーシースは本アプローチに向かないといえる.大動脈弁に硬いシースを挿入することによる弁組織損傷,手技中の大動脈弁逆流増悪による心不全悪化(もともと僧帽弁位PVLがあり僧帽弁逆流があることと同義のため)などが合併症として懸念される.

経カテーテルPVL閉鎖術の今後の展望

僧帽弁,大動脈弁とも弁形成術が盛んになり,徐々に弁置換症例の割合が減ってきているとはいえ,ある一定の患者は人工弁を埋植されることとなり,今後も人工弁置換術を受けた患者は年々増加していくだろう.PVL発症の原因は多々あるものの,経年的に発症リスクは高まっていく.必然として症状が発現するときには,患者も高齢化・多臓器合併症を来していることが多く経カテーテル治療の重要性は今後ますます注目されるだろう.しかしながらPVLの形態に比して対応可能なデバイスの形状がすべてそろっているわけではなく,カテーテル治療の成績は必ずしも万全ではない.今後はPVL形態のより正確な把握,およびその形態に即したユニークな形状のデバイスの開発がいっそう求められるものと思われる.

文献

1) Rihal CS, Sorajja P, Booker JD, et al : Principles of percutaneous paravalvular leak closure. JACC Cardiovasc Interv 5 : 121-130, 2012
2) Ionescu A, Fraser AG, Butchart EG : Prevalence and clinical significance of incidental paraprosthetic valvar regurgitation : a prospective study using transoesophageal echocardiography. Heart 89 : 1316-1321, 2003
3) Rallidis LS, Moyssakis IE, Ikonomidis I, Nihoyannopoulos P : Natural history of early aortic paraprosthetic regurgitation : a five-year follow-up. Am Heart J 138 : 351-357, 1999
4) Ruiz CE, Hahn RT, Berrebi A, et al : Clinical Trial Principles and Endpoint Definitions for Paravalvular Leaks in Surgical Prosthesis : An Expert Statement. J Am Coll Cardiol 69 : 2067-2087, 2017
5) Kappetein AP, Head SJ, Généreux P, et al : Updated Standardized Endpoint Definitions for Transcatheter Aortic Valve Implantation. J Am Coll Cardiol 60 : 1438-1454, 2012
6) Arribas-Jimenez A, Rama-Merchan JC, Barreiro-Pérez M, et al : Utility of Real-Time 3-Dimensional Transesophageal Echocardiography in the Assessment of Mitral Paravalvular Leak. Circ J 80 : 738-744, 2016
7) Aoyagi S, Fukunaga S, Tayama E, et al : Benefits of a beta-blocker for intractable hemolysis due to paraprosthetic leakage. Asian Cardiovasc Thorac Ann 15 : 441-443, 2007
8) Desai PA, Tafreshi J, Pai RG : Beta-blocker therapy for valvular disorders. J Heart Valve Dis 20 : 241-253, 2011
9) Cho IJ, Hong GR, Lee S, et al : Predictors of prognosis in patients with mild to moderate paravalvular leakage after mitral valve replacement. J Card Surg 29 : 149-154, 2014
10) García E, Sandoval J, Unzue L, et al : Paravalvular leaks : mechanisms, diagnosis and management. EuroIntervention 8 Suppl Q : 41-52, 2012
11) Taramasso M, Maisano F, Denti P, et al : Surgical treatment of paravalvular leak : Long-term results in a single-center experience (up to 14 years). J Thorac Cardiovasc Surg 149 : 1270-1275, 2015
12) Baumgartner H, Falk V, Bax JJ, et al : 2017 ESC/EACTS Guidelines for the management of valvular heart disease. Eur Heart J 38 : 2739-2786, 2017
13) Nishimura RA, Otto CM, Bonow RO, et al : 2014 AHA/ACC guideline for the management of patients with valvular heart disease : A report of the american college of cardiology/american heart association task force on practice guidelines. Circulation 129 : e521-643, 2014
14) Taramasso M, Maisano F, Latib A, et al : Conventional surgery and transcatheter closure via surgical transapical approach for paravalvular leak repair in high-risk patients : results from a single-centre experience. Eur Heart J Cardiovasc Imaging 15 : 1161-1167, 2014
15) Wells IV JA, Condado JF, Kamioka N, et al : Outcomes After Paravalvular Leak Closure. JACC Cardiovasc Interv 10 : 500-507, 2017
16) Hourihan M, Perry SB, Mandell VS, et al : Transcatheter umbrella closure of valvular and paravalvular leaks. J Am Coll Cardiol 20 : 1371-1377, 1992
17) Sorajja P, Cabalka AK, Hagler DJ, Rihal CS : Percutaneous repair of paravalvular prosthetic regurgitation : Acute and 30-day outcomes in 115 patients. Circ Cardiovasc Interv 4 : 314-321, 2011
18) Millán X, Skaf S, Joseph L, et al : Transcatheter Reduction of Paravalvular Leaks : A Systematic Review and Meta-analysis. Can J Cardiol 31 : 260-269, 2015

特集 Structural Heart Disease インターベンション—「新しい」インターベンションのすべて
新しいインターベンション

PFO closure
最新のエビデンスと今後の展望

赤木禎治

Point
- 奇異性脳塞栓の再発予防に対するPFO閉鎖術の有効性が最新の3つの論文によって確認された．
- 米国では2016年10月にFDAの承認を受けており，国内での早期承認が期待される．
- 治療適応の判断には脳卒中医と循環器内科医との緊密な連携が必要である．

はじめに

奇異性脳塞栓再発予防のための卵円孔（PFO）カテーテル閉鎖術は，これまで3つのコントロールスタディが実施されてきたが，いずれにおいてもその有効性を証明することができなかった[1〜3]．このため脳神経領域ではPFO閉鎖術の有益性は否定され，奇異性脳塞栓の原因疾患としてのPFO診断の重要性も興味は薄れていた．しかしながら治療に用いる閉鎖栓の改良，エンドポイントの適切な適応，さらにより長期のフォローアップを行うことによって新たな知見を得ることに成功した[4〜6]．

卵円孔とは

卵円孔は胎児循環に必須の心内構造である．出生後は肺循環血流が増加し左心房圧が上昇するため，多くは生後数日から数カ月以内に機能的に閉鎖する．しかし卵円孔周囲の一次中隔と二次中隔が完全に癒合しない場合，フラップ状の一方向弁の形態となり右房圧が左房圧を超えた場合に右左短絡を生ずるようになる．このような状態を卵円孔開存（patent foramen ovale；PFO）と呼び，一般健常成人の約15〜20%に認めると報告されている[7]．

PFOと奇異性脳塞栓の関係

卵円孔を介して静脈血栓が左心系に流入し，脳梗塞をはじめとする全身動脈の塞栓症を引き起こすことは古くから知られていた．しかしながら卵円孔開存の診断は難しく，経食道心エコー図の普及することによって初めてその存在が広く認知されるようになってきた．さらに比較的若年の奇異性脳塞栓患者において，同年齢の健常人より高い頻度でPFOが認められたことから脳梗塞の病因としてのPFOの重要性が注目されるようになった[8]．当初は比較的若年（55歳未満）の奇異性塞栓症患者群で同年齢の非脳梗塞群より有意にPFOの頻度が高いとされてきたが，その後の報告では若年者だけでなく，高齢者（55歳以上）においてもPFOと関連した脳梗

あかぎ ていじ　岡山大学循環器内科（〒700-8558 岡山県岡山市北区鹿田町2-5-1）

塞症例が相当数存在する可能性が示唆されている[9]．このため神経放射線学的に血栓塞栓が疑われる場合には，卵円孔開存による奇異性脳塞栓を常に念頭に置いておく必要性がある．

　しかしながら実際の臨床で脳塞栓発症患者にPFOが認められた場合，その脳塞栓がPFO由来の血栓塞栓で発生したのか，あるいはPFOが偶然合併していたのか判断することは困難な場合が多い[10]．PFOが脳塞栓の原因となっていると証明するには，①MRIなどの画像診断で血栓塞栓による脳塞栓であることが証明されること，②PFO以外の脳塞栓源（心房細動，左心耳血栓，頸動脈プラークなど）が存在しないこと，③下肢静脈血栓あるいは肺塞栓の合併が証明されること，④血栓が通過するようなPFOが存在すること，を証明する必要がある．現時点ではあくまでも除外診断が主体となる．また静脈血栓などは抗凝固療法を開始される病初期に検査する必要があり，循環器内科医が診断する時期には既に抗凝固療法が開始され血栓評価が困難な場合が多い．実際にこのような厳しい診断基準を適応した場合でも，脳梗塞患者の約5%程度にPFOを原因とする脳塞栓が含まれているとの報告がある[11]．これまでの疫学調査によっても全脳梗塞に占める奇異性脳塞栓の割合は5〜10%前後と考えられている．PFOを合併した健常成人における脳梗塞発症のリスクは年0.1%と推測されているが，実際の奇異性脳塞栓の年間再発率は3.4〜11%とされている[1]．このことよりPFOが脳梗塞の病因となるためにはさらなる付加的因子が加わることが必要と考えられている．

PFOのカテーテル治療

　奇異性塞栓を発症した患者に対する脳梗塞再発予防には抗凝固療法が推奨されている．しかしながら抗凝固療法と抗血小板療法の比較では抗凝固療法の優位性は証明されていない．若年成人に対して生涯にわたる抗凝固療法の継続は薬物アドヒアランスにおいても困難を伴う．仮にPFOを介した血栓塞栓により脳塞栓が発症していると考えられるのであれ

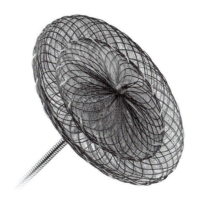

図1　AMPLATZER PFO Occluder（国内未承認）
ASD閉鎖栓と比べ左心房側のディスクが小さく，右心房側が大きくなっている．中心部分が軸状に細くなっている．

ば，そのPFOをカテーテルで閉鎖することにより脳塞栓の再発予防に寄与する可能性がある．このため奇異性脳塞栓の再発予防を目的としたPFOのカテーテル閉鎖術はこれまでいくつかのコントロールスタディが行われてきた．

　ところが，これまで奇異性脳塞栓の二次予防としてカテーテル閉鎖術と薬物療法の有効性を比較検討するコントロールスタディにおいて，カテーテル閉鎖術が薬物療法を上回る有効性は証明できていなかった．既に市場には存在しないSTARFlexデバイスが用いられたCLOSURE I 試験では，脳梗塞の再発予防にはカテーテル治療の優位性が示されなかったばかりか，カテーテル治療群では治療後の心房細動発生率が有意に高いというネガティブな結果が示された[1]．AMPLATZER PFO Occluder (Abbott., Minnesota, USA, 図1) を用いたRESPECT試験では980症例が登録され，25例の脳梗塞再発が確認されるまで試験が継続された．当初Intention to treat解析ではカテーテル閉鎖群では薬剤治療群に比べて50.8%のリスク低減効果があったものの統計学的有意差を認めなかった[2]．ただしその後，より長期の経過観察を実施したところintention to treat解析でも有意差が確認されることになった（図2a）．さらに脳梗塞再発患者のなかでPFO以外の原因で脳梗塞を発症した患者を除外すると，より明らかにカテーテル治療群が奇異性脳塞栓の再発予防として薬物療法よりも有効であることが証明された（図2b）[4]．言い換えるとPFOをカテーテル閉鎖

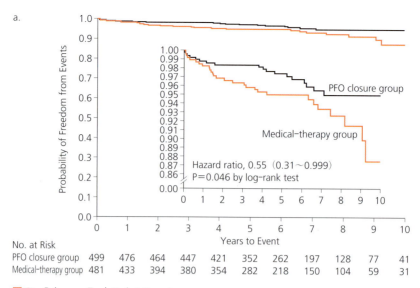

図 2a Primary End-Point Events
RESPECT study 長期フォローアップデータ（intention to treat 解析）で奇異性脳塞栓再発予防に対する AMPLATZER PFO Occluder を用いた PFO 閉鎖術が薬物療法よりも優れていることが証明された．

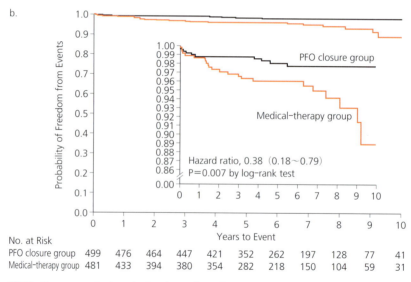

図 2b Recurrent Ischemic Strokes of Undetermined Cause
同研究で奇異性脳塞栓（原因不明の脳梗塞発症）に対する解析を行うと，PFO 閉鎖術がより有効であることが証明された．

しても PFO が関連しない脳梗塞（ラクナ梗塞や左心系血栓による血栓塞栓）に対する予防効果はないことが確認された．また RESPECT 試験ではカテーテル治療群であってもコントロール群と比較しても治療後の心房細動発生率が同等であることが確認され，カテーテル治療に起因する心房性不整脈の発生リスクがないことが証明された[4]．これらの結果を踏まえて米国 FDA は 2016 年に奇異性脳塞栓の再発予防として PFO カテーテル閉鎖術を正式に承認することとなった．また 2017 年には Gore Cardioform Septal Occluder（図 3）を用いた REDUCE 試験が報告され，カテーテル閉鎖術は薬物療法に比べ脳梗塞再発率を有意に低下させること，さらに無症候性脳梗塞の発生を低下させることが報告された[6]．

PFOの診断プロセス

奇異性脳塞栓が疑われた患者に対しPFOの検出を行う場合，経胸壁心エコー，経頭蓋ドプラー法，経食道心エコーによるコントラストエコー評価が重要である．心房中隔瘤を伴い安静時からカラードプラーで右左，もしくは左右短絡が確認されるような大きなPFOの診断は比較的容易だが，多くのPFO短絡は安静時に確認されることは稀であり，必ず十分なバルサルバ負荷をかけて検査する必要がある．通常左房圧は右房圧よりも数mmHg高いが，バルサルバ手技中〜解除時あるいは咳をすることにより一時的に右房圧が左房圧よりも高くなり右左短絡が検出されることになる．この点，鎮静をかけた経食道心エコーではバルサルバ負荷が十分にかからず，PFO短絡を検出することができない可能性がある．特に咽頭反射の強い若年者に対して深い鎮静をかけた経食道心エコー検査では注意を要する．PFO検

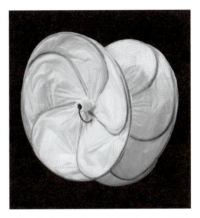

図3 Gore Cardioform Septal Occluder（国内未承認）
Gore-Texの膜がらせん状のニチノールワイヤーに装着されている．

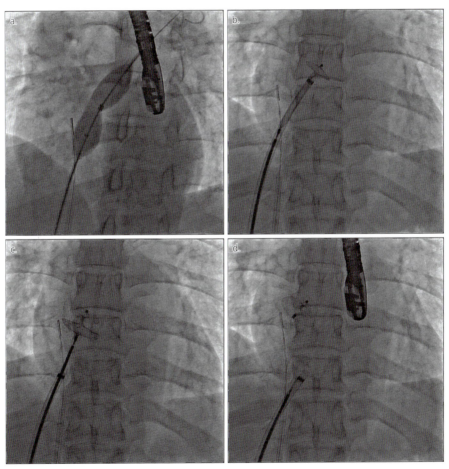

図4 AMPLATZER PFO Occluderを用いたPFO閉鎖術（経食道エコーおよび心腔内エコーを用いた手技）
a：バルーンサイジングを行い，PFOの伸展径を測定する．b：左房側ディスクを展開したところ．c：右房側ディスクを展開したところ．d：留置術後．デバイスは安定して留置されている．

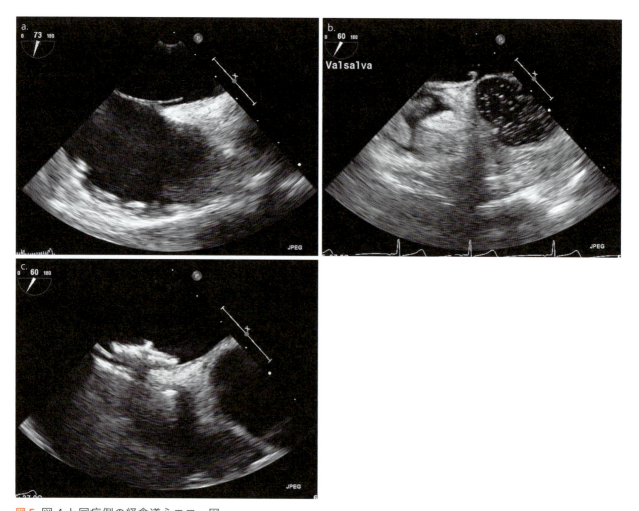

図5 図4と同症例の経食道心エコー図
a：安静時にスリット上のPFOが確認される．b：バルサルバ負荷コントラストエコーで右左短絡が確認される．c：AMPLATZER PFO Occluder 留置後．PFOが閉鎖されている．

出の感度はバルサルバ負荷に依存しており，経食道心エコーを行えばすべてのPFOが診断できるわけではない．われわれはPFOのスクリーニング検査として，十分なバルサルバ負荷がかかるように経胸壁心エコーによるコントラスト心エコーを実施している．バルサルバ負荷時にはエコー実施者が被験者の腹部を用手的に深く圧迫してより強いバルサルバ負荷がかかるようにしている．

バブルテストの評価基準はいくつかあるが，右心房にコントラストが充満した後，もしくはバルサルバ手技解除後3心拍以内に左房内にコントラストを認めた場合に陽性と判断することが一般的である（3-beat rule）．3心拍以降に左房内にコントラストが出現した場合には，肺動静脈瘻による肺内シャントの可能性が考えられる．また左心系に検出されるバブル量によりGrade 1から4までに分類される．Grade 1（左心系バブル5個以下）〜Grade 2（6〜24個）の場合は，疑陽性の場合があるため，経食道心エコーによる形態評価と合わせた検討が必要であり，Grade 3（25個以上）〜Grade 4（心腔全体の描出）の場合にはPFOの存在を強く示唆する所見といえる．コントラストエコーによってPFOの存在が疑われる場合には経食道心エコーによる形態評価，すなわちPFO高さ，トンネル長，心房中隔瘤の評価を行う．同時に下肢静脈血栓を卵円孔の方向に導く働きのあるEustachian弁やChiari網の有無について調べる．なお，バルサルバ手技を行う前，安静時より左房内にコントラストを認める症例は，奇異性塞栓を起こしやすいPFOとして注意が必要である．

PFO カテーテル閉鎖術の実際

現在，国内には PFO 専用の閉鎖栓は承認されていない．われわれは岡山大学臨床倫理委員会の承認を得て，AMPLATZER PFO Occluder による PFO 閉鎖術を実施してきた[12]．国内にはこの閉鎖栓と形態が非常に類似した AMPLATZER Cribriform Occluder があるため，この 25 mm の閉鎖栓を使用して PFO を閉鎖することも可能である．

カテーテル閉鎖術そのものは，現在国内で実施されている心房中隔欠損症のカテーテル閉鎖術と同様である．経食道心エコーによるモニターを行う場合には全身麻酔，心腔内エコーによるモニターを行う場合には局所麻酔で手技を実施する（図4, 5）．Multi-purpose catheter を直接あるいはガイドワイヤーを用いて左心房に通過させたのち，PFO のバルーンサイジングを行い至適デバイスを選択する．多くの場合 PFO のサイジング径は 6～10 mm であるため，25 mm の AMPLATZER PFO Occluder を選択する．2 つの閉鎖栓を比較すると Cribriform Occluder は左房側のディスクが大きく，左右のディスクの圧着力も弱く，PFO 閉鎖に対する最適の閉鎖栓ではない．AMPLATZER PFO Occluder の早期の国内導入，さらに奇異性脳塞栓の再発予防に対するカテーテル閉鎖術の保険承認が望まれる．

PFO に関連した奇異性塞栓症リスクの高い群

奇異性脳塞栓症例に合併した PFO の全てがその病因となっているのではなく，PFO が奇異性塞栓症の病因となるためには付加的因子が必要と考えられている．この付加的因子として PFO の特徴などが関連していると考えられ，多数の報告がなされている．形態的特徴に関しては心房中隔瘤を合併するものや long tunnel タイプのものはリスクが高いと報告されている．その他，安静時から右左シャントが存在する症例およびサイズが大きくシャント量が多い症例で PFO としての奇異性脳塞栓のリスクは高いとも報告されている．また，PFO そのものの特徴ではないが，Eustachian 弁や Chiari 網が存在する場合もリスクが高い可能性が報告されている．一方で，これら特徴と奇異性塞栓と関連性はないとの報告もされており，これら付加的因子の有無により奇異性塞栓症に対する高リスクの PFO を判断することは十分に確立されているとはいえない．先述の RESPECT 試験ではシャントサイズと心房中隔瘤との関連性が示唆されている．これら報告の結果が一定しないのは，奇異性塞栓症例を正しく診断できていない可能性が考慮される．PFO が脳梗塞のリスクとなりうるのは，あくまで奇異性脳塞栓の症例においてであり，脳卒中全体のリスクとして PFO があると混同してしまわないように注意が必要である[4]．

文献

1) Furlan AJ, Reisman M, Massaro J, et al ; CLOSURE I Investigators : Closure or medical therapy for cryptogenic stroke with patent foramen ovale. N Engl J Med 366 : 991-999, 2012
2) Carroll JD, Saver JL, Thaler DE, et al : Closure of patent foramen ovale versus medical therapy after cryptogenic stroke. N Engl J Med 368 : 1092-1100, 2013
3) Meier B, Kalesan B, Mattle HP, et al : Percutaneous closure of patent foramen ovale in cryptogenic embolism. N Engl J Med 368 : 1083-1091, 2013
4) Saver JL, Carroll JD, Thaler DE, et al : Long-Term Outcomes of Patent Foramen Ovale Closure or Medical Therapy after Stroke. N Engl J Med 377 : 1022-1032, 2017
5) Mas JL, Derumeaux G, Guillon B, et al : Patent Foramen Ovale Closure or Anticoagulation vs. Antiplatelets after Stroke. N Engl J Med 377 : 1011-1021, 2017
6) Sondergaard L, Kasner SE, Rhodes JF, et al : Patent Foramen Ovale Closure or Antiplatelet Therapy for Cryptogenic Stroke. N Engl J Med 377 : 1033-1042, 2017
7) Kerut EK, Norfleet WT, Plotnick GD, et al : Patent foramen ovale : a review of associated conditions and the impact of physiological size. J Am Coll Cardiol 38 : 613-623, 2001
8) Homma S, Sacco RL, Di Tullio MR, et al : Effect of medical treatment in stroke patients with patent foramen ovale : patent foramen ovale in Cryptogenic Stroke Study. Circulation 105 : 2625-2631, 2002
9) Handke M, Harloff A, Olschewski M, et al : Patent foramen ovale and cryptogenic stroke in older patients. N Engl J Med 357 : 2262-2268, 2007
10) Alsheikh-Ali AA, Thaler DE, Kent DM : Patent foramen ovale in cryptogenic stroke : incidental or pathogenic? Stroke 40 : 2349-2355, 2009
11) Ueno Y, Iguchi Y, Inoue T, et al : Paradoxical brain embolism may not be uncommon-prospective study in acute ischemic stroke. J Neurol 254 : 763-766, 2007
12) Kijima Y, Akagi T, Nakagawa K, et al : Catheter closure of patent foramen ovale in patients with cryptogenic cerebrovascular accidents : initial experiences in Japan. Cardiovasc Interv Ther 29 : 1273-1280, 2013

特集 Structural Heart Disease インターベンション―「新しい」インターベンションのすべて
新しいインターベンション

左心耳閉鎖デバイス
最新のエビデンスと今後の展望

中島祥文

Point
- 心原性の脳梗塞予防において，欧米でカテーテルによる左心耳閉鎖デバイスが開発され臨床応用されている．
- 脳梗塞ハイリスク，出血ハイリスクの心房細動患者が同デバイス治療の対象患者になる．
- 手技の成熟，術者の成熟，デバイスの改良によって，より安全確実に手技が行われるようになってきている．

はじめに

現在，高齢化に伴って心房細動患者は増加しており，日本国内の患者数は100万人程度と推定されている[1]．心房細動患者の問題点としては，脈の不整による動悸症状や心房細動持続による心不全の増悪と並び心原性脳梗塞が挙げられる．心房細動患者における脳梗塞は心原性血栓塞栓による梗塞が主でありその血栓の90%以上が左心耳由来（図1）だとされている[2]．

心内血栓による脳梗塞は，動脈硬化によるものと比較してより中枢の動脈が閉塞するためより梗塞域が広くなり重篤化しやすい．この心房細動患者の脳梗塞を予防するための標準療法は長くワルファリンによる抗凝固療法であったが，昨今，各種の直接抗凝固阻害薬（DOAC）が開発され安全性，有効性が

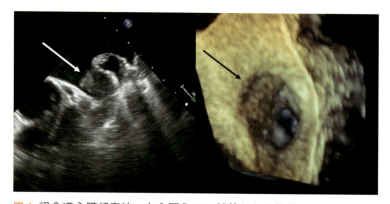

図1 経食道心臓超音波，左心耳入口に付着した血栓像

なかじま よしふみ　Heart Institute, Cedars-Sinai Medical Center（8700 Beverly Blvd, Los Angeles, CA90048）

示されている．また，発作性心房細動と持続性心房細動患者の脳梗塞発症率には有意な差を認めず，いずれのタイプの心房細動でも脳梗塞予防が必要とされる[3]．しかしながら抗凝固療法には患者の服薬コンプライアンス，薬効のコントロール，薬物相互作用，出血リスクなど各種の問題が存在する．服薬コンプライアンスについてはDOACがワルファリンに比して改善しているとのデータもあるが，ヨーロッパのデータで新規に抗凝固薬を開始された患者の2年間での中断率はワルファリンで50％，DOACで30％とされている[4]．また心房細動の洞調律化を目的としたアブレーション治療が多く行われているが，心不全の予防，頻脈症状の改善などの効果はある一方で100％の洞調律化しているかの判断は難しく，術後の抗凝固療法については意見が分かれる．

そのほかの治療選択肢として，心耳閉鎖，結紮術がある．かつてより開胸手術時に外科的な心耳の結紮が行われ，確実に心耳を取り除くことができる反面，その侵襲度が問題となっていた．これに対して2000年ごろより，経皮的アプローチでカテーテルによる各種の心耳閉鎖デバイスが開発され臨床応用されてきている．2017年現在，日本で臨床使用が可能なデバイスはないが，欧米各国では市場に出ており，日本でも近い将来使用が可能になると思われる．

本稿では米国での経皮的経カテーテル左心耳閉鎖デバイス治療の現状を中心に述べる．

経皮的経カテーテル的左心耳閉鎖術の適応患者

カテーテルデバイスによる左心耳閉鎖術の適応については，脳梗塞のリスクが高く抗凝固療法の適応であるが，抗凝固が困難である患者である．具体的に心房細動患者の脳梗塞のリスクは心不全，高血圧，糖尿病，脳梗塞，血管疾患の既往と年齢，性別により算出される$CHADS_2$ ScoreやCHA_2DS_2-VASc Score[5,6]（表1）が用いられており，$CHADS_2$ Score 2点，CHA_2DS_2-VASc Score 3点以上は年間脳梗塞リスクが3％以上あり高リスクと考えられ，積極的な抗凝固療法が勧められる．発作性心房細動に対する適応は抗凝固療法と同様で，デバイス治療においても持続性との治療の適応に差はないと考える．

また出血のリスクについては高血圧，肝腎機能，脳卒中の既往，出血傾向，年齢，服薬などをもとにしたHAS-BLED Scoreなどが一般的に用いられている[7]（表2）．これらのスコアのリスクファクターをみると，多くは梗塞のリスクと重なっていることがわかる．つまり脳梗塞のリスクが高い患者は出血リスクも高いことになる．またデバイス治療は局所治療であるため，その他の血栓症の既往や機械弁の手術後の患者など心耳以外の血栓予防および治療目的に抗凝固療法が必要とされる患者は対象とはならない．これに加え左室低心機能患者では左室収縮力の低下により心内血栓のリスク，また僧帽弁狭窄症の患者については，左心房全体の血流が低下しており，心耳以外の心房内にも血栓が形成されるリスクが高いため局所デバイス治療の適応とならない．当院では非弁膜症性心房細動を有し，心房細動以外の抗凝固療法の適応がない患者のなかで，$CHADS_2$ Score 2点以上あるいはCHA_2DS_2-VASc Score 3点以上の患者で，かつ何かしらの理由で長期の抗凝固療法が難しい患者を対象として手技を行っている．最終的には脳梗塞のリスク，出血のリスク，手技合併症のリスクを総合的に判断して治療を行っている．

経皮的経カテーテル左心耳閉鎖デバイス治療の分類

経カテーテル左心耳閉鎖デバイスのパイオニアは2001年に人に対して留置されたPLAATO（Percutaneous Left Atrial Appendage Transcatheter Occlusion）system（ev3 Inc., Plymouth, Minnesota, USA）である．その後各種デバイスが開発されているが，現在臨床応用されているものは心内アプローチ，心外アプローチに大別される．心内アプローチは心内腔よりデバイスをデリバリーし，心耳内に留置しデバイスが内皮化することで左心耳を閉鎖するものである．心内アプローチにはPLAATO systemやWATCHMAN device（Boston Scientific, Marl-

表1 CHADS₂ Score と CHA₂DS₂-VASc Score

a：CHADS₂ Score の点数

	危険因子		スコア
C	Congestive heart failure	心不全	1
H	Hypertension	高血圧	1
A	Age≧75y	75歳以上	1
D	Diabetes mellitus	糖尿病	1
S2	Stroke/TIA/TE	脳梗塞，TIA，血栓塞栓症の既往	2
	合計		0〜6

b：CHADS₂ Score と脳梗塞の年間発症率

CHADS₂ Score	%
0	1.9
1	2.8
2	4.0
3	5.9
4	8.5
5	12.5
6	18.2

c：CHA₂DS₂-VASc Score の点数

	危険因子		スコア
C	Congestive heart failure	心不全	1
H	Hypertension	高血圧	1
A2	Age≧75y	75歳以上	2
D	Diabetes mellitus	糖尿病	1
S2	Stroke/TIA/TE	脳梗塞，TIA，血栓塞栓症の既往	2
V	Vascular disease	血管疾患の既往	1
A	Age 65-74y	65歳以上74歳以下	1
Sc	Sex category（female）	性別（女性）	1
	合計		0〜9

d：CHA₂DS₂-VASc Score と脳梗塞の年間発症率

CHA₂DS₂-VASc Score	%
0	0
1	1.3
2	2.2
3	3.2
4	4.0
5	6.7
6	9.8
7	9.6
8	6.7
9	15.2

TIA : transient ischemic attack, TE : thromboembolism

表2 HAS-BLED Score

	危険因子	スコア
H	高血圧	1
A	腎機能障害	1
	肝機能障害	1
S	脳卒中	1
B	出血歴・出血傾向	1
L	不安定なワーファリン	1
E	高齢者（>65歳）	1
D	出血リスクのある薬剤服用	1
	アルコール依存症	1
	合計	9

borough, Massachusetts, USA）に代表される心耳内に栓状のデバイスを留置するのみのものと，AMPLATZER Amulet Left Atrial Appendage Occluder（St. Jude Medical, Saint Paul, Minnesota, USA）に代表される心耳内に引っかかる部分と心耳の入口に蓋をするディスクの2つの部分からなるものの2種類がある．心外アプローチはLARIAT Suture Delivery Device（SentreHEART Inc., Palo Alto, California, USA）に代表されるデバイスで，心嚢腔よりデバイスを持ち込み，心耳頸部を結紮することで心耳と心房の交通を遮断するものである．心腔内にデバイスが残らないメリットがあり，そのため術中の抗血栓薬は必要であるが，術後の抗凝固薬，抗血小板薬の内服は必須ではない．

デバイス各論

1 ■ WATCHMAN デバイスのエビデンス

WATCHMAN デバイス（図2）は現時点で最も多くのエビデンスを有するデバイスである．本デバイスは2003年に臨床試験が開始され，2005年にヨーロッパのCEマークを取得した．欧米でのワルファリンとの2：1の無作為割付試験であるPRO-

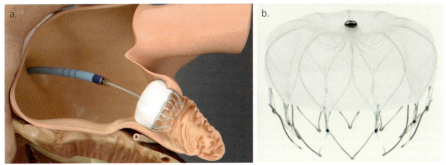

Image provided courtesy of Boston Scientific. © 2017 Boston Scientific Corporation or its affiliates. All rights reserved.

図2 WATCHMAN デバイス
a：デバイス左心耳内留置模式図，b：デバイス写真．

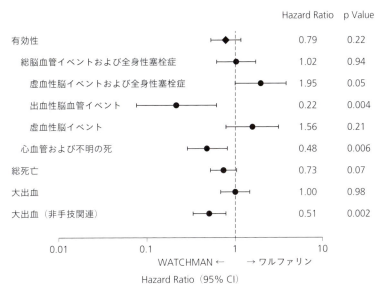

図3 WATCHMAN 試験，メタアナリシスにおけるワルファリン群と比較した有効性（文献[10]より引用）

TECT-AF trial（Watchman Left Atrial Appendage System for Embolic Protection in Patients with Atrial Fibrillation）[8]を経て，2009年にヨーロッパでの一般臨床使用が始まった．その後追加の無作為割付試験である PREVAIL（Prospective Randomized Evaluation of the Watchman LAA Closure Device In Patients With Atrial Fibrillation Versus Long Term Warfarin Therapy）[9]と，CAP，CAP2という2つのコンティニュードアクセスレジストリーにおいて合計2,000を超える症例での前向き研究を経て2015年に米国FDAの承認，保険償還された．重要な手技関連合併症としては，心嚢液貯留，心タンポナーデ，周術期脳梗塞，デバイス塞栓症などが挙げられる．これらの試験のメタアナリシスでは，ワルファリン群に比べて1年当たりのイベント率は，脳出血（0.15% vs. 0.96%；HR：0.22；$p=0.004$），心血管および原因不明の死亡（1.1% vs. 2.3%；HR：0.48；$p=0.006$），非手技関連大出血（6.0% vs. 11.3%；HR：0.51；$p=0.006$）において有意な低下が認められている．一方で虚血性脳梗塞（1.6% vs. 0.9%；HR：1.95；$p=0.05$）はデバイス群で高かったが，周術期を除くと差は認めなかった．また総死亡，総脳血管イベント，全身塞栓症については差が認められなかった[10]（図3）．周術期

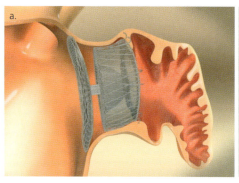
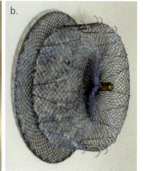

図4 AMPLATZER デバイス
a：デバイス左心耳内留置模式図，b：デバイス写真．

の一時的な脳血管イベントは手技中の空気塞栓と考えられ，後遺障害の残る脳イベント発症率はデバイス群のほうが低い．

市販後のヨーロッパにおける EWOLUTION レジストリーでは手技成功は 98.5％，周術期合併症は 2.8％ であり，1 年のフォローアップにおいて 99％ の症例で至適な心耳の内皮化を認め，デバイス血栓症は 3.7％，総死亡 9.8％，虚血性脳梗塞 1.1％（84％ risk reduction），大出血イベント 2.3％ であった[11]．トライアルと比較すると手技が一般化され成熟し，また術者の習熟に伴って手技関連合併症のリスクは低下し，留置成功率は上昇してきている．

抗血栓薬のレジメンとしては，手技後 45 日間のワルファリンとアスピリン，その後 6 カ月までアスピリンとクロピドグレルの抗血小板薬 2 剤併用療法，6 カ月以降はアスピリンの単剤が推奨されている．フォローアップで血栓を認めた症例，デバイスと心耳の間に大きな隙間がある症例ではワルファリンの継続が必要である．抗凝固療法を用いず抗血小板薬のみの内服レジメンを用いている試験もあるが，数 ％ 認めるデバイス血栓症などを考慮すると，抗凝固療法を全く使用できない症例に対する手技施行は勧められない．

2 ▪ AMPLATZER デバイス

AMPLATZER は第一世代の AMPLATZER Cardiac Plug と第二世代の AMPLATZER Amulet Left Atrial Appendage Occluder があり，いずれも CE マークを取得しており，現在ヨーロッパでは一般臨床使用されているが，米国では治験段階のデバイスである（図4）．Amulet Occluder のデバイスや薬剤との無作為化試験の結果はまだ得られていないが，WATCHMAN との 1：1 比較試験が 2016 年より行われている．手技関連合併症としては，WATCHMAN 同様に心嚢液貯留，心タンポナーデ，周術期脳梗塞，デバイス塞栓症が挙げられる．

Amulet デバイスの前向きレジストリー 1,088 症例の結果ではデバイス留置成功 99％，周術期合併症として死亡 0.2％，大出血 2.4％，デバイス塞栓 0.1％，脳梗塞 0.2％ と報告され，3 カ月フォローで 1.5％ のデバイス血栓症を認めたとされている[12]．術後の標準薬物レジメンは抗血小板薬 2 剤併用療法，その後アスピリン単剤としている．

3 ▪ LARIAT Suture Delivery Device

心外アプローチデバイスである LARIAT Suture Delivery Device は CE マークを取得しているが，FDA には心耳結紮デバイスとしては認可されておらず米国で心耳手技に用いる際には軟部組織結紮デバイスの適応外使用という形となる．後ろ向きの多施設試験では 154 症例に手技が行われ，デバイス留置は 94％，周術期主要合併症 9.7％，緊急手術 2％ であった．中央値 112 日のフォローアップでは死亡，心筋梗塞，脳梗塞の主要イベントを 2.9％ で認め，デバイス血栓症 5％，残存リーク 20％ の症例に認めた[13]．心内にデバイスを留置しないため，抗血小板薬，抗凝固薬に対する規定はない．

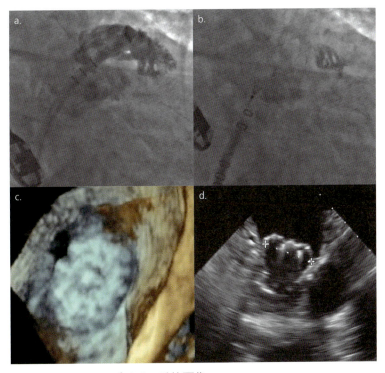

図5 WATCHMAN デバイス手技画像
a：留置前左心耳造影，b：デバイス留置後，撮像，c：経食道超音波 3D 像，d：経食道超音波 2D 像．

手技の実際

1 ▪ WATCHMAN デバイス手技の具体例

心内アプローチの代表である WATCHMAN の手技のステップについて述べる．WATCHMAN デバイスはデバイスの手前半分がファブリックで覆われ，その遠位部に心耳内に引っ掛ける棘が付いた構造になっている．術前のアセスメントとして，デバイス選択には左心耳の入り口のサイズ，入り口からの深さ，および向きが重要である．左心耳内に血栓がないこと，異常な形態でないこと，至適なサイズであることを経食道超音波や造影 CT で確認する．デバイスのサイズは 21，24，27，30，33 mm の 5 種類あり，医療機器の添付文書上では心耳入口部の最大径が 17〜31 mm のものが対象となる．造影 CT や心内超音波を補助的に用いることもあるが経食道超音波によるサイズの評価および透視画像ガイドで行われる．本手技は予防手技であり手技関連合併症を極力低くするために，体動や呼吸による心耳穿孔やタンポナーデのリスクなどを考慮し当施設では全身麻酔下に経食道超音波ガイドで手技を行っている．デバイスは心耳内の櫛状筋や襞をカバーするように心耳内に留置される．その形状から心耳の深さが留置部の幅よりも深い縦長な形状の心耳に適しているといわれている．

経大腿静脈アプローチで，心房中隔の穿刺を行う．その後外径 14 Fr（4.7 mm）の WATCHMAN アクセスシース左心房に挿入し，心耳の中に進め，その形状およびサイズの確認をする．WATCHMAN デバイスデリバリーシステムをシースの中に進め，心耳内に展開する．デバイスの位置，安定性などを確認したうえでデバイスをリリースする（図5）．

2 ▪ Amulet デバイス手技の具体例

Amulet デバイスはローブとディスクとそれをつなぐウエストからなっている．ローブと呼ばれる心耳内に展開される部分にアンカーが付いており心耳内に固定され，ディスクと呼ばれる部分が心耳の入口部全体を覆い，蓋をするような構造となってい

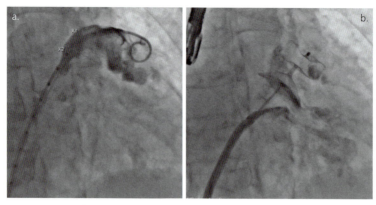

図6 Amulet デバイス留置像手技画像
a：留置前左心耳造影，b：デバイス留置後，撮像．

る．デバイスのサイズはローブの長径を示し16 mmから34 mmの8サイズがあり，ディスクのサイズはローブのサイズに対応して22 mmから41 mmとなっている．医療機器の添付文書上ではローブ留置部の最大径が11〜31 mmのものが対象となる．術前の評価はWATCHMANと概ね同様であるが，ローブが位置する心耳内部と，ディスクが位置する心耳の入り口のそれぞれのサイズおよびその距離を確認する必要がある．WATCHMANに比べるとサイズは多いが留置の部位が異なるためカバーできる心耳の大きさは一概に比較はできない．手技の流れは概ねWATCHMANと同様であり，大腿静脈アプローチで心房中隔を穿刺し，デバイスサイズにより12 Frもしくは14 Frのデリバリーシースを用いる．デリバリーシースを通してデバイスのローブを心耳内に展開し，圧縮と固定を確認した後に入口の蓋となるディスクを展開する．入口部に漏れがないことを確認しリリースする．

デバイスのローブ部の先が丸まっており，また全体として比較的平たい構造であることから，WATCHMANよりも心耳穿孔のリスクが低く，浅い心耳に向いているといわれている（図6）．

3 ▪ LARIAT Suture Delivery Device 手技の具体例

LARIAT Suture Delivery Deviceの手技は心囊腔を穿刺し，心囊腔側よりデバイス心耳に被せ結紮する形になるので，心耳の内腔のみではなく全体のサイズ，心耳と胸腔内の他の構造物との位置関係の確認を造影CTで評価することが必要となる．手技は経静脈経心房中隔に誘導するカテーテルと心囊腔からのケーブルをマグネットでループを作り，心囊腔側から輪になった縫合糸をケーブルにのせて進め心耳頸部を結紮するものである．術後の抗凝固薬，抗血小板薬が不要な点はメリットであるが，手技の性格上，心囊液貯留やタンポナーデが多くなってしまうデバイスである．全ての抗凝固薬，抗血小板薬の使用が困難である症例や，心耳が大きくWATCHMANおよびAmuletの十分なデバイスの圧縮が得られずデバイス塞栓のリスクが高くなると思われる症例では，LARIATが積極的な候補デバイスとなる．

今後の展望

現在多くの患者が左心耳閉鎖術の候補だと考えられるが，本手技は予防目的であるため，合併症のリスクを限りなく低くする必要がある．より安全により確実に経カテーテル的に治療が行われるために，デバイス全体の形状や，アンカーなどの改善と，術後のデバイスの内皮化を促進し血栓症を予防するために表面の素材の改良などが待たれる．いずれも日本未導入デバイスであるが，近い将来日本でもこれらが安全に臨床導入されることが望まれる．

文献

1) Inoue H, Fujiki A, Origasa H, et al : Prevalence of atrial fibrillation in

the general population of Japan : an analysis based on periodic health examination. Int J Cardiol 137 : 102-107, 2009
2) Blackshear JL, Odell JA : Appendage obliteration to reduce stroke in cardiac surgical patients with atrial fibrillation. Ann Thorac Surg 61 : 755-759, 1996
3) Hohnloser SH, Pajitnev D, Pogue J, et al : Incidence of stroke in paroxysmal versus sustained atrial fibrillation in patients taking oral anticoagulation or combined antiplatelet therapy : an ACTIVE W Substudy. J Am Coll Cardiol 50 : 2156-2161, 2007
4) Martinez C, Katholing A, Wallenhorst C, Freedman SB : Therapy persistence in newly diagnosed non-valvular atrial fibrillation treated with warfarin or NOAC. A cohort study. Thromb Haemost 115 : 31-39, 2016
5) Gage BF, Waterman AD, Shannon W, et al : Validation of clinical classification schemes for predicting stroke : results from the National Registry of Atrial Fibrillation. JAMA 285 : 2864-2870, 2001
6) January CT, Wann LS, Alpert JS, et al : 2014 AHA/ACC/HRS guideline for the management of patients with atrial fibrillation : a report of the American College of Cardiology/American Heart Association task force on practice guidelines and the Heart Rhythm Society. J Am Coll Cardiol 64 : e1-76, 2014
7) Lip GY, Frison L, Halperin JL, Lane DA : Comparative validation of a novel risk score for predicting bleeding risk in anticoagulated patients with atrial fibrillation : the HAS-BLED (Hypertension, Abnormal Renal/Liver Function, Stroke, Bleeding History or Predisposition, Labile INR, Elderly, Drugs/Alcohol Concomitantly) score. J Am Coll Cardiol 57 : 173-180, 2011
8) Reddy VY, Doshi SK, Sievert H, et al : Percutaneous left atrial appendage closure for stroke prophylaxis in patients with atrial fibrillation : 2.3-Year Follow-up of the PROTECT AF (Watchman Left Atrial Appendage System for Embolic Protection in Patients with Atrial Fibrillation) Trial. Circulation 127 : 720-729, 2013
9) Holmes DR Jr, Kar S, Price MJ, et al : Prospective randomized evaluation of the WATCHMAN left atrial appendage closure device in patients with atrial fibrillation versus long-term warfarin therapy : the PREVAIL trial. J Am Coll Cardiol 64 : 1-12, 2014
10) Holmes DR Jr, Kar S, Price MJ, et al : Left Atrial Appendage Closure as an Alternative to Warfarin for Stroke Prevention in Atrial Fibrillation : A Patient-Level Meta-Analysis. J Am Coll Cardiol 65 : 2614-2623, 2015
11) Boersma LV, Ince H, Kische S, et al : Efficacy and safety of left atrial appendage closure with WATCHMAN in patients with or without contraindication to oral anticoagulation : 1-Year follow-up outcome data of the EWOLUTION trial. Heart Rhythm 14 : 1302-1308, 2017
12) Landmesser U, Schmidt B, Nielsen-Kudsk JE, et al : Left atrial appendage occlusion with the AMPLATZER Amulet device : periprocedural and early clinical/echocardiographic data from a global prospective observational study. EuroIntervention 13 : 867-876, 2017
13) Price MJ, Gibson DN, Yakubov SJ, et al : Early safety and efficacy of percutaneous left atrial appendage suture ligation : results from the U.S. transcatheter LAA ligation consortium. J Am Coll Cardiol 64 : 565-572, 2014

循環器ジャーナル

▶ 2017年4月号 [Vol.65 No.2　ISBN978-4-260-02943-8]

1部定価：本体4,000円+税
年間購読 好評受付中！
電子版もお選びいただけます

特集 心電図診断スキルアップ

企画：池田隆徳（東邦大学大学院医学研究科循環器内科学）

主要目次

■I. 心電図検査の基本と活用法
　―活用するうえでのノウハウを知る―
心電図の原理
　―正しい心電図を記録するために／池田隆徳
標準12誘導心電図
　―きれいに記録することが正確な診断に至る近道である
　／後藤貢士、加藤律史
■II. 心電図の読み方と見逃してはならない所見
　―正常と異常とを見極める―
P波・PQ間隔・QRS波
　―波形の成り立ちと読解／小川正浩
ST部分・T波・QT間隔
　―心室筋の再分極過程を俯瞰する／丹野　郁
■III. 不整脈の心電図の読み方のポイントと治療方針
洞（機能）不全症候群
　―不整脈診断の基本：P波を探せ！／横式尚司
房室ブロック
　―P波とQRS波の対応を常に意識しよう
　／鈴木靖司、加藤　勲
■IV. 知っておくべき疾患・症候群の心電図の読み方のポイント
WPW症候群
　―根治可能な頻拍を生ずる心電図異常／武田寛人
QT延長症候群
　―QT時間だけでは決められない／大野聖子

医学書院

〒113-8719　東京都文京区本郷1-28-23　　[WEBサイト] http://www.igaku-shoin.co.jp
[販売部] TEL：03-3817-5650　FAX：03-3815-7804　E-mail：sd@igaku-shoin.co.jp

特集 Structural Heart Disease インターベンション─「新しい」インターベンションのすべて
新しいインターベンション

腎動脈アブレーション
最新のエビデンスと今後の展望

東森亮博

Point
- 治療抵抗性高血圧に対する腎除神経術（腎動脈アブレーション）は高血圧患者に対する新しい治療として注目を浴びている．
- しかしながら Symplicity HTN-3 試験においては有効性を示すことができなかった．
- 新しいデバイスを用いることで腎動脈アブレーションの有効性を示す報告もあり，また様々な臨床試験も現在進行中であることから，今後の展望が期待される領域である．

はじめに

　2009，2010 年にそれぞれ Lancet に発表された Symplicity HTN-1 試験，Symplicity HTN-2 試験での良好な結果から腎動脈アブレーションは治療抵抗性高血圧患者に対する治療として大きな期待が寄せられた．しかしながら，Symplicity HTN-3 試験で有効性が証明されなかった結果を受けて腎動脈アブレーション治療そのものが根本的に見直される結果となり腎動脈アブレーションを取り巻く環境は混沌としている．本稿では腎動脈アブレーションを牽引してきた Symplicity 試験について，また腎動脈アブレーションの展望について概説する[1〜3]．

治療抵抗性高血圧とは

　治療抵抗性高血圧とは，クラスの異なる 3 剤の降圧薬を使用しても，目標血圧以下に維持できない高血圧と定義され，また，4 剤以上の降圧薬で目標血圧値に達している場合も，コントロールされた治療抵抗性高血圧とみなされている．降圧治療では，利尿薬を効果的に使用することが不可欠であることから，厳密には利尿薬を含む 3 剤の降圧薬を適切な用量で用いても血圧が目標値まで下がらない高血圧のことをいう[4]．

　治療抵抗性高血圧の頻度は一般的に数 % 程度といわれているが，本邦における実地医家を対象とした，J-HOME 研究では，3 剤以上の降圧薬を服用しても血圧のコントロールが不十分である治療抵抗性高血圧の割合は 13% との報告もある[5]．

高血圧の腎動脈アブレーションのエビデンス

　高血圧の大半を占める本態性高血圧には様々な成因が関与しているが，そのなかでも交感神経活動が

ひがしもり あきひろ　岸和田徳洲会病院循環器内科（〒596-0042 大阪府岸和田市加守町 4-27-1）

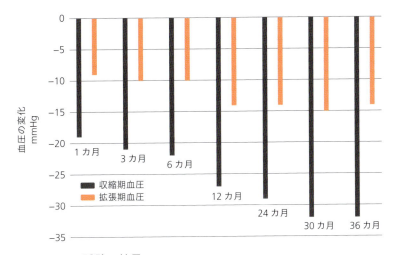

図1 HTN-1試験の結果
診察室血圧の降圧効果が36カ月継続していることが示された

亢進していることが知られている．高血圧に対する外科的な治療としての交感神経切除の歴史は古く，1924年にAdsonらの報告に始まり多数の報告がありその有効性は証明されている．しかしながら，交感神経切除術では合併症が多く，その後多くの降圧薬が開発されたこともあり外科的交感神経切除術が日常臨床で用いられることはなくなった[6]．

近年，カテーテル技術の飛躍的な進歩により，低侵襲で選択的に腎交感神経を障害する技術が確立された．Schlaichらは経皮的にカテーテルを挿入，腎動脈内にアブレーションカテーテルをデリバリーし，ラジオ波照射による腎血管周囲の交感神経を焼灼する腎動脈アブレーションにより良好な降圧効果が得られることを報告し，治療抵抗性高血圧患者に対する腎動脈アブレーションが大いに注目を集め，その有効性と安全性を検証する臨床試験が実施された[7]．代表的な大規模試験である，SIMPLICITY試験について以下に概要を解説する．

1 ▪ Symplicity HTN-1（HTN-1）

HTN-1では，治療抵抗性高血圧患者，153例がエンロールされ腎動脈アブレーション治療が行われ36カ月間の追跡を行った試験である．血圧はベースラインの血圧（175.1/97.7 mmHg）と比較して，1～36カ月後までの全評価時点で有意に血圧が低下した．これは，腎動脈アブレーションの長期間における降圧効果が証明されたといえる．また，急性期合併症は3％（4/153）で認められたものの，血管内治療で治療可能な腎動脈解離や穿刺部の仮性動脈瘤や血腫といったものであり，治療の安全性においても大きな問題がないことが示されたといえる．

本試験の問題点としては，診察室血圧で降圧度を評価している点，対照となるプラセボ群を置かない追跡コホート試験であることである[5]（図1）．

2 ▪ Symplicity HTN-2（HTN-2）

HTN-1が追跡コホート試験であるのに対して，HTN-2は治療抵抗性高血圧患者を対象とした，無作為化対照試験であり，腎動脈アブレーションの有効性を薬物療法と比較した試験である．106例がエンロールされ，腎動脈アブレーション52例と対照群54例に割り付けられ，一次エンドポイントは6カ月後の診察室血圧である．結果は，腎動脈アブレーション群はベースライン（178/96 mmHg）から有意に低下（－32/12 mmHg, $p<0.0001$）したが対照群においてはベースラインの血圧と6カ月後の血圧に変化は認められず，両群間において明らかな有意差が認められた．HTN-1と違い対照群を置いたHTN-2においても腎動脈アブレーションの有効性が証明された結果となった[6]（図2）．

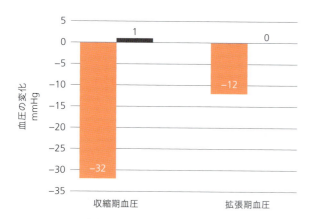

図2 HTN-2試験の結果
6カ月後の診察室血圧は有意に低下した.

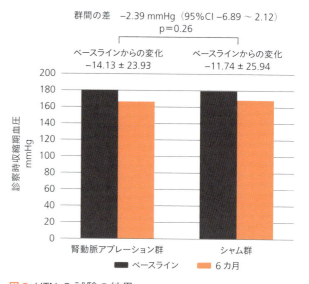

図3 HTN-3試験の結果
6カ月後の診察室血圧の降圧効果はシャム群と比較して差は認められなかった.

3 ▪ Symplicity HTN-3（HTN-3）

　HTN-3は治療抵抗性高血圧患者，535例を対象として，腎動脈アブレーション群とコントロール群を2：1に無作為に割り付けた試験である．この試験の特徴として対照となるコントロール群がシャムといわれ，対照群においても実際に腎動脈造影を行うこと，患者には腎動脈アブレーションを受けたのか，対照群となったのかを知らせない，単盲検であることである．また血圧を評価する医師にも患者が実際に腎動脈アブレーションを受けたかどうかという情報は伏せられている．一次エンドポイントはHTN-2と同じく6カ月後の診察室収縮期血圧である．結果6カ月後の診察室収縮期血圧は両群ともに低下したものの，有効性の指標である両群間の血圧差においてはその差は認められなかった．また24時間自由行動下血圧においても両群間で差は認められない結果となり，HTN-3試験において示されたことは，HTN-1，HTN-2とは全く異なる結果であり，大きな反響を呼んだ[7]（図3）．

Symplicity HTN-3（HTN-3）をどう解釈するか

　HTN-3の結果を受けて米国で計画されていた，中等度治療抵抗性高血圧（外来血圧140/90 mmHg以上かつ160/100 mmHg未満で，かつABPM 130/80 mmHg以上）を対象にしたSymplicity HTN-4は中止となり多くの新規システムの治験が中止となった．プライマリエンドポイントである診察室の収縮期血圧に差がなかったこと以外にHTN-3から判明したこととして，腎動脈アブレーションは収縮期のみの高血圧患者には有効でない可能性が高いこと，ベースラインの血圧が高い患者，eGFRが60 ml/min/1.73 m^{2}以上の患者，年齢が65歳未満の患者では大きな降圧作用が得られたこと，その効果に人種間の差があること（黒人には有効性が低い）が挙げられる．これらの結果は腎動脈アブレーションを受ける対象となる治療抵抗性高血圧患者のなかにもレスポンダーとノンレスポンダーがいる可能性を示唆する．

　HTN-3における問題点として，腎動脈アブレーションが有効に行われていたかどうかという点がある．Symplicity試験におけるアブレーションのシステムはMedtronic社のSymplicity™システムを使用したものである．このシステムは電極が1箇所であるために，1回で1箇所しか焼灼することができない．神経線維は腎動脈の全周性に取り巻いている．1箇所で全周性にアブレーションすれば効率よくアブレーションできるが，慢性期の腎動脈狭窄を防ぐために，神経線維をアブレーションする際，腎動脈遠位から近位に向けて螺旋状にアブレーションして

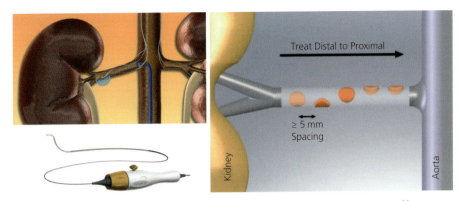

図4 Symplicity HTN-1，HTN-2，HTN-3 において使用された Medtronic 社の Symplicity システム
通電する部分は1箇所であり，遠位部から回転させながら螺旋状にアブレーションする必要がある．

いくことで，全周性に神経線維を焼き切る必要がある．直径が1cmもない血管内で，単極のカテーテルを螺旋状に引きながらアブレーションを行うのは技術的にも難しく，またしっかりと焼灼できたかどうか評価する方法がないことも問題点である．実際にはアブレーション群に割り付けられた患者群のなかにも有効にアブレーションが行われていなかった患者がある程度含まれていた可能性がある（図4）．

約40％の患者群において降圧薬が変更された問題点も指摘される．Symplicity HTN-3 においてベースライン時と6カ月目においては両群ともに約40％の患者が降圧薬に変更があったことが報告されており，降圧薬の変更が多くの患者に認められたことが結果に影響した可能性もある．

一次エンドポイントである診察室血圧は変動が大きく，高血圧の薬剤データのような膨大なデータでは評価可能であるが，500例程度と高血圧の試験においては比較的少数例としては一次エンドポイントとして評価がしにくい点もある．

腎動脈アブレーション　今後の展望

HTN-3の結果により，腎動脈アブレーションの有効性がすべて否定されたものではない．腎動脈アブレーションは難治性高血圧のみならず，心不全，心房細動，睡眠時無呼吸症候群，糖尿病への有効性の報告もあり治療抵抗性高血圧のみならず，様々な可能性を秘めた治療である．

現在，デバイスの進化もあり，多極の電極をもったカテーテルも複数開発され，電極によるアブレーションのみならず，超音波を用いたアブレーションや，薬物による除神経を行うデバイスも開発され，一時世界的に中断されていた腎動脈アブレーションのトライアルは新しいデバイスとともに開始されている．これらのデバイスを用いることで，HTN-3の最大の問題点の一つである「本当に焼灼できていたか」という点はかなり改善されることが期待される．

2017年8月に行われたESC（欧州循環器学会）において，SPYRAL HTN-OFF MED試験の中間解析結果が発表された．この試験は Symplicity HTN-1, 2, 3で用いられた単極の電極ではなく，螺旋状の尖端に4つの電極があり一度に4点のアブレーションを可能としたシステムを用いたシャムコントロールトライアル（図5）であり，腎動脈アブレーション群 38例 vs. シャムコントロール群 42例が主要評価項目である3カ月後の24時間ABPMに加え，診察時血圧もシャムコントロール群と比較し，血圧低下が有意差をもって示され，安全性も良好であることが報告され腎動脈アブレーションの有用性が再度見直される結果となった[8]．

その他，現在行われているトライアルの代表的なものとして，以下が挙げられる．

1 ▪ RADIANCE-HTN（NCT02649426）

超音波を用いたアブレーションのシステムであ

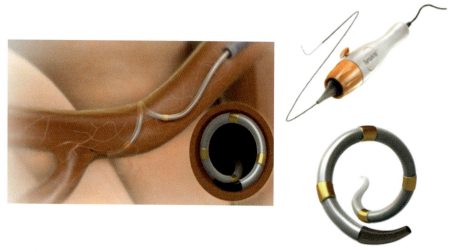

図 5 新しい Symplicity Spyral システム
カテーテルの尖端が螺旋状になっており，4 つの電極が 90 度おきに付いている．1 度に 4 点のアブレーションが可能となった．

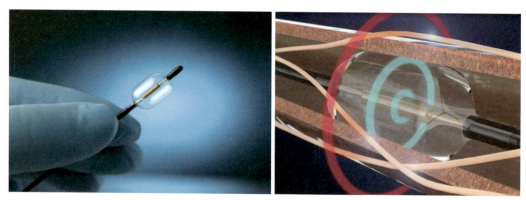

図 6 超音波を用いた腎動脈アブレーションシステム
7 秒間で内膜にダメージを与えることなく全周性にアブレーションが可能である．日本，韓国の国際共同治験である RE-QUIRE 試験ではこのデバイスが用いられている．

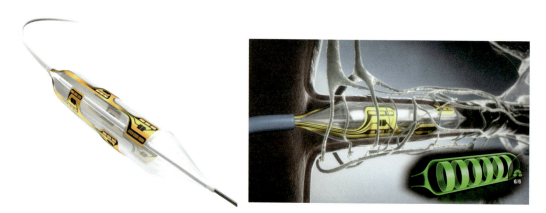

図 7 Boston Scientific 社の Vessix システム
腎動脈狭窄に対するバルーン拡張術のように腎動脈内でバルーンを拡張させてバルーン表面に付いている 8 つの電極で全周性にアブレーションを行う．

り，従来の電極のアブレーションとは大きくシステムが異なる．腎動脈内でバルーンを拡張させ，そのバルーンの中より超音波を発生させることで除神経を行うものである．このシステムを用いて，日本を含むアジア人を対象としたREQUIRE試験も現在進行中であり，いずれもシャムコントロールトライアルである（図6）．

2 ▪ REDUCE HTN（NCT02649426）

バルーン表面に8つの電極があり，腎動脈内でバルーンを拡張させて腎動脈壁に電極を圧着させてアブレーションを行う．シャムコントロールトライアルなどが挙げられる（図7）．

これらの試験の結果が，腎動脈アブレーションの未来を決定付けるものとなる可能性は高く，結果が待たれる．

まとめ

HTN-3の結果は急速に広まりつつあった腎動脈アブレーションの展開を大幅に減速させる結果となった．しかしながら，心血管イベント発症リスクの高い治療抵抗性高血圧患者に対し腎動脈アブレーションは有効性が期待できる治療法と考えられる．また慢性腎臓病など治療抵抗性高血圧と密接な関係はあるが，現在のところ有効な治療法が見出せていない病態に対してもその効果は期待をもてる．

腎動脈アブレーションが現在直面している課題としては，腎動脈アブレーションが有効に行われたかどうかを評価する方法，適切な患者選択方法を確立することであり，それらが明らかになっていけば腎動脈アブレーションの未来は大きく開けてくるものと期待する．

SPYRAL HTN-OFF MED試験では，新しいデバイスを用いることで腎動脈アブレーションの有用性を証明することができた．日本，韓国の国際共同治験であるREQUIRE試験をはじめ，現在進行中の様々なトライアルの結果が待たれる．

文献

1) Krum H, Schlaich M, Whitbourn R, et al：Catheter-based renal sympathetic denervation for resistant hypertension：a multicentre safety and proof-of-principle cohort study. Lancet 373：1275-1281, 2009
2) Esler MD, Krum H, Sobotka PA, et al；Symplicity HTN-2 Investigators：Renal sympathetic denervation in patients with treatment-resistant hypertension（The Symplicity HTN-2 Trial）：a randomised controlled trial. Lancet 376：1903-1909, 2010
3) Bhatt DL, Kandzari DE, O'Neill WW, et al：A controlled trial of renal denervation for resistant hypertension. N Engl J Med 370：1393-1401, 2014
4) Moser M, Setaro JF：Clinical practice. Resistant or difficult-to-control hypertension. N Engl J Med 355：385-392, 2006
5) Oikawa T, Obara T, Ohkubo T, et al：Characteristics of resistant hypertension determined by self-measured blood pressure at home and office blood pressure measurements：the J-HOME study. J Hypertens 24：1737-1743, 2006
6) Smithwick RH：An evaluation of the surgical treatment of hypertension. Bull N Y Acad Med 25：698-716, 1949
7) Schlaich MP, Hering D, Sobotka P, et al：Effects of renal denervation on sympathetic activation, blood pressure, and glucose metabolism in patients with resistant hypertension. Front Physiol 3：10, 2012
8) Townsend RR, Mahfoud F, Kandzari DE, et al：Catheter-based renal denervation in patients with uncontrolled hypertension in the absence of antihypertensive medications（SPYRAL HTN-OFF MED）：a randomised, sham-controlled, proof-of-concept trial. Lancet, 2017 pii：S0140-6736（17）32281-X.［Epub ahead of print］

特集 Structural Heart Disease インターベンション—「新しい」インターベンションのすべて
新しいインターベンション

僧帽弁，三尖弁に対する新しいカテーテル治療
最新のエビデンスと今後の展望

大野洋平

Point
- 僧帽弁閉鎖不全症（mitral regurgitation；MR）および三尖弁閉鎖不全症（tricuspid regurgitation；TR）に対する経カテーテル治療は，主に手術リスクの高い患者の治療オプションとして登場してきた．
- 経カテーテル治療は，既に確立している外科的治療法を多少変更したものであることが多い．カテーテルによるデバイス治療はこれら外科的治療をより少ない手技リスクで真似て行うというのがコンセプトである．
- 本稿では，僧帽弁および三尖弁に対する新しいカテーテル治療につき，最新のエビデンスと今後の展望をまとめる．

経カテーテル僧帽弁治療デバイスの現状

代表的な経カテーテル僧帽弁治療デバイスを表1にまとめた．大動脈弁と違って僧帽弁は解剖学的により複雑であるため，僧帽弁装置を構成する弁尖，弁輪，腱索，左室をターゲットとする治療デバイスが多数存在する（乳頭筋をターゲットとした治療デバイスは現時点では存在せず）．現時点で最も症例数が多いのはMitraClipで50,000例以上，続いて間接的弁輪形成デバイスであるCARILLONが750例以上，そして，直接的弁輪形成デバイスであるCardiobandならびに経カテーテル僧帽弁留置術が200例以上施行されている．MitraClipについては，他の項目で述べられているため，本稿では，その他のデバイスについて述べたい．

経カテーテル僧帽弁形成術

リングによる僧帽弁輪の外科的縫縮は機能性MRに対する外科手術のスタンダードとされている．信頼性の高い経カテーテル僧帽弁輪形成デバイスがこれまでなかったために，経カテーテル治療の適応とならなかった症例も多数ある．実際，MitraClip治療のスクリーニングに回ってきた患者の1/3程度が弁輪拡大を含む解剖学的理由により不適切と判断されている[1]．ゆえに，経カテーテル僧帽弁輪形成デバイスは，MitraClip治療の治療適応を広げ，治療効果を向上させる可能性をもっている．

冠静脈洞（coronary sinus；CS）は僧帽弁輪の後方を取り囲むように走行しており，デバイスを留置することで間接的に僧帽弁輪後方の構造を変化させ

おおの ようへい　東海大学医学部内科学系循環器内科学（〒259-1193 神奈川県伊勢原市下槽屋143）

表1 代表的な経カテーテル僧帽弁治療デバイス

治療標的	デバイス名	アクセスルート（サイズ）	治療メカニズム	臨床での現状
弁尖形成	MitraClip（Abbott vascular, USA）	経静脈−経心房中隔（24Fr）	クリップによる弁尖形成術	CEマーク承認 FDA承認（ただし変性MRのみ） PMDA承認
間接的弁輪形成	CARILLON（Cardiac Dimensions, USA）	経内頸静脈（9Fr）	冠静脈洞にデバイスを留置して僧帽弁輪形成	CEマーク承認 US pivotal試験中（CARILLON試験）
直接的弁輪形成	Cardioband（Edwards Lifescience, USA）	経静−経心房中隔	僧帽弁輪の心房側に部分リング（アンカー）をplicate	CEマーク取得 US pivotal試験進行中（ACTIVE試験）
腱索植込み	NeoChord（NeoChord, USA）	経心尖	人工腱索	CEマーク承認 米国で外科的弁形成術との比較試験進行中
僧帽弁留置	CardiAQ（Edwards Lifescience, USA）	経静脈−経心房中隔/経心尖（32Fr）	自己拡張型ナイチノール，自己アンカーシステム，三尖，再回収不可能	FIM終了 米国でfeasibility試験進行中
	Tiara（Neovasc, USA）	経心尖（32Fr）	自己拡張型ナイチノール，ウシ心膜，D型，三尖，再回収可能	FIM終了 米国でfeasibility試験進行中
	Tendyne（Abbott vascular, USA）	経心尖（30Fr）	自己拡張型ナイチノール，完全回収可能，三尖，ブタ心膜，心房心室固定システム	FIM終了 米国でfeasibility試験進行中
	Intrepid（Medtronic, USA）	経心尖（32Fr）	自己拡張型ナイチノール，ウシ心膜，三尖，再回収可能	FIM終了 米国でfeasibility試験進行中

FIM：first-in-man

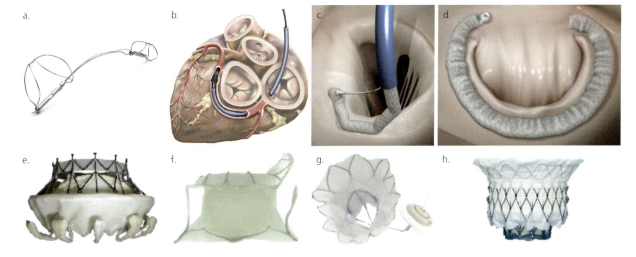

図1 代表的な経カテーテル僧帽弁輪形成デバイス
a, b：CARILLON（Cardiac Dimensions, USA），c, d：Cardioband（Edwards Lifescience, USA），e：CardiAQ（Edwards Lifescience, USA），f：Tiara（Neovasc, USA），g：Tendyne（Abbott vascular, USA），h：Intrepid（Medtronic, USA）．

ることができる．CSアプローチは理論的には優れた手法であるものの，注意すべき点もある．症例毎にCSと僧帽弁輪までの距離が多様であったり，デバイスを留置することで回旋枝を圧排してしまうリスクもある．CARILLON（Cardiac Dimensions, USA，

図1a, b）は自己拡張型のナイチノールデバイスで遠位部と近位部にあるアンカーをそれぞれ大心臓静脈とCSの近位部に留置させ，このシステムにより発生した力で僧帽弁輪を後方から締め付けるのが特徴である．このデバイスは右内頸静脈からの9Frシ

ステムで留置可能で，MRの軽減が不十分な場合や回旋枝の血流を障害する場合は簡単に回収可能となっている．最近報告されたヨーロッパ多施設臨床研究であるTITAN IIによれば，重症心不全（平均NYHA III）を呈する低心機能（平均LVEF 33%）の患者30名にCARILLONを留置し，1年後にはベースラインと比べて80%の患者においてNYHA機能分類で少なくとも1度以上の改善を認めたと報告されている[2]．定量評価により機能性MRは有意に減少しており，30日の主要有害事象は2.8%と低値にとどまっている．

一方，直接僧帽弁輪に留置するデバイスは，外科的僧帽弁輪形成術をより再現している．ただし，僧帽弁輪の前方は大動脈弁とも近接しており，解剖学的により複雑なため，通常僧帽弁輪の後方のみがターゲットとなる．僧帽弁輪の石灰化，回旋枝への干渉，弁尖損傷の可能性，などがこのデバイスの懸念材料となる．僧帽弁輪へのアクセスは，心房中隔穿刺経由か，大動脈弁を逆行性に通過して左室側からのアプローチのいずれかになる．Cardioband（Edwards Lifescience, USA，図1c, d）は，経皮的に植込み可能な外科的リングである．このデバイスは，MitraClip同様，心房中隔穿刺を介して左房からのアプローチになり，すなわちリングは僧帽弁輪の心房側に留置される．Cardiobandは，ポリエステル製のリングで，前外側から後内側まで連続的に螺旋状のアンカーで僧帽弁輪に固定していくデバイスである．留置後に，エコーガイド下でリングのテンションを調節することで弁輪が縫縮され，その結果，MRを軽減させることができる．このデバイスは既にCEマークを取得しているが，初期の治療成績として，31名の重症機能性MRの患者（平均LVEF 34%）に対して，30日死亡率が5%と報告されている[3]．また，6カ月の時点で，持続したMRの軽減，NYHA機能分類および生活の質の改善が認められた．

経カテーテル僧帽弁留置術

経カテーテル大動脈弁留置術（transcatheter aortic valve implantation；TAVI）が導入されてから，他の弁膜症に対する経カテーテル治療の関心は高まっていった．経カテーテル僧帽弁留置術（transcatheter mitral valve implantation；TMVI）は，外科手術リスクの高い重症MR患者に対する治療オプションとして高い可能性をもっている．理論的には，外科手術と同等にMRを減らせるだけでなく，手技関連のリスクを減らせるためである．TAVI弁を機能不全となった僧帽弁位の生体弁や弁輪形成リングに留置するvalve-in-valveやvalve-in-ringといった手技は既に安全性が証明され，ヨーロッパでは確立された治療となっているが，患者自身の僧帽弁に留置するTMVIはまだ全世界で200例強とまだまだ十分な知見とは言えないのが現状である．TAVIよりもTMVIがよりチャレンジングなのは，僧帽弁の複雑な形態によるところが大きい．僧帽弁輪は非対称性であり，管状構造ではなく，しばしば石灰化が乏しいこともあるため，生体弁を僧帽弁にアンカーするのが難しい．また，僧帽弁位に生体弁を留置することで左室流出路狭窄や大動脈弁の変形を来す可能性もあり，注意が必要である．また，TAVI時にも時に問題となる弁周囲逆流は，僧帽弁位ではより顕著な問題となる可能性がある．左房-左室間の圧較差が大きいため，血行動態的にも溶血にも耐えられなくなってしまう．表1には，既にfirst-in-manを終えたデバイスであるCardiAQ（Edwards Lifescience, USA，図1e），Tiara（Neovasc, USA，図1f），Tendyne（Abbott vascular, USA，図1g），Intrepid（Medtronic, USA，図1h）につき紹介した．デバイス毎に特徴は異なるが，アンカーを確実にするために心房側，心室側それぞれで固定するシステムや左室流出路狭窄を予防するために生体弁がD型になっていたりと，上記問題を解決するための工夫が施されているのが特徴である．表1にあるように，現状ではすべて30Fr以上のプロファイルがあるため，ほとんどが経心尖部アプローチとなっている．対象となる患者が低左心機能の機能性MRであることを考えると，心尖部を損傷させてまで機能性MRの治療を行うことが，本当にその患者にとって有益なことなのか，を十分検討する必要がある．まだ日本で使用可能となるのに

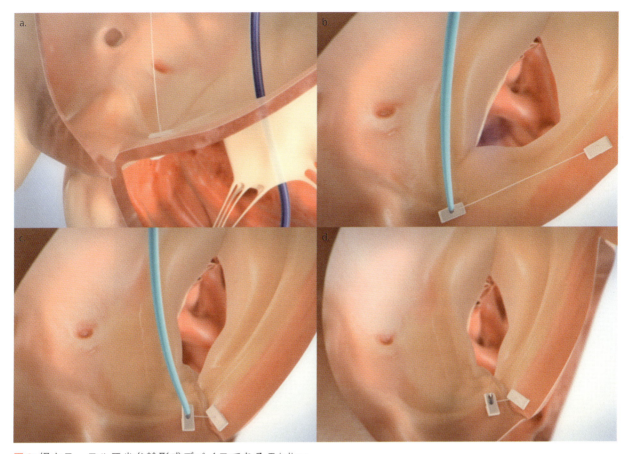

図2 経カテーテル三尖弁輪形成デバイスであるTrialign
後尖と中隔尖の交連部にプレジェットを通し（a），後尖と前尖の交連部にプレジェットを通し（b），それらを引き寄せて二尖弁化とし（c），カテーテルから切り離して手技終了となる（d）．

は時間がかかりそうであるが，非常に楽しみなデバイスであることには間違いない．

三尖弁閉鎖不全症のカテーテル治療

機能性三尖弁閉鎖不全症（TR）による症状がはっきりしないことや，心不全症状がある程度利尿剤によりコントロール可能であると考えられていたことから，三尖弁は過去には無視されていた．ところが，左心系弁膜症にしばしば有意な機能性TRを合併することが多く，また，左心系弁膜症の術後に改善しないことも多い．それにもかかわらず，TRの重症度が過小評価されたり，三尖弁形成術を追加することの手術リスクを不必要に懸念されるなどの理由で，僧帽弁あるいは大動脈弁の手術の際に，三尖弁への介入を忘れられることも少なくない．有意なTRが未治療で残された場合，進行性に右室拡大から右室不全を来し，生活の質および予後を悪化させる．このような患者にとって，新しいカテーテルを使用した治療は恩恵をもたらす可能性がある．現状では，まだ十分に確立していない治療ではあるが，治療機序として，主に以下の4つがある．①三尖弁輪を形成して縮小させることでTRを改善させる，②MitraClipデバイスを使用して弁尖を形成する，③三尖弁位にスペーサーと呼ばれるものを留置することで逆流を減らす，④上大静脈および下大静脈に経カテーテル生体弁を留置してTRの大静脈への影響を減らす．

経カテーテル三尖弁輪形成術

TRに対する外科的手術の一つに，Kay法という三尖弁を二尖弁化する方法がある．これを模倣してカテーテルで行えるようにしたのがTrialignという

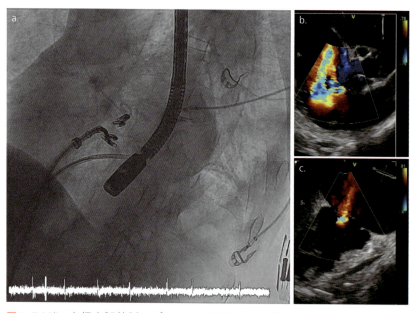

図3 TriClipを経大腿静脈アプローチで使用した一例
a：経食道心エコーガイドで大腿静脈よりTriClipシステムを挿入してClipを留置した後の透視所見．b：治療前のsevere TR．c：治療後はmild TRに改善．

デバイスである（図2a〜d）．このデバイスは右内頸静脈からの14Frシステムで留置可能（14Frのシースが2本必要）である．1本目のプレジェットを後尖と中隔尖の間の交連部に（図2a），2本目のプレジェットを後尖と前尖の間の交連部に（図2b）かけて経食道エコーガイド下にそれら2本のプレジェットを引き寄せて（図2c），三尖弁輪を縫縮することができる（図2d）．最近報告された北米4施設の臨床研究であるSCOUTによれば，NYHA II以上の症状を有する中等度以上のTRの患者15名にTrialignを使用して合併症なく安全に治療できて，30日後の評価で三尖弁輪径および有効逆流弁口面積が減少し，左室一回拍出量は増加，そして生活の質が改善したと報告されている[4]．

もともとMRに対する治療デバイスであったMitralignをTRに対して使用したのがTrialignであるように，CardiobandもTRに対する治療として使用されており，TRI-REPAIRという臨床研究が進行中である．

edge-to-edge repair（TriClip）

MRに対して使用するMitraClipを三尖弁用に改変したものがTriClipである．内頸静脈あるいは大腿静脈アプローチが可能であるが，大腿静脈アプローチが多く使用されている（図3）．二尖弁である僧帽弁と異なり，弁尖は三尖あるため，どこにClipを留置すればいいのか？　現状では，前尖と中隔尖に留置することが推奨されている．TriClipを使用してTRに対する治療を行ったヨーロッパの10施設からのTriClipレジストリーが報告されている[5]．症候性の中等度以上のTRを有する64名の患者に対する初期の治療成績として，97％の症例において，Clipが植込まれ，91％の患者において，少なくともTRの程度が一段階は改善した．大きな合併症の発生はなく，有効逆流弁口面積，vena contracta，逆流量は有意に減少し，NHYA分類および6分間歩行において有意な改善を認めた．

まとめ

MRに対する経カテーテル僧帽弁輪形成術，経カテーテル僧帽弁留置術およびTRに対する経カテーテル治療の現況につきまとめた．ヨーロッパにおいては，MitraClipは既に日常臨床の強力なツールとしての地位を確立している一方，弁輪形成デバイス

や弁留置デバイスは慎重に選択された患者における限定的な使用に留まっているというのが現状である．TRのデバイスに関してはまだまだ臨床研究の域を出ていない．非常に競争が激しいこの分野で生き残るデバイスはどれなのか，そういった観点でもとても面白い世界がいずれ日本にもやってくるのが楽しみである．

文献

1) Grayburn PA, Roberts BJ, Aston S, et al : Mechanism and severity of mitral regurgitation by transesophageal echocardiography in patients referred for percutaneous valve repair. Am J Cardiol 108 : 882-887, 2011
2) Lipiecki J, Siminiak T, Sievert H, et al : Coronary sinus-based percutaneous annuloplasty as treatment for functional mitral regurgitation : the TITAN II trial. Open Heart 2016 ; 3 : e000411.
3) Nickenig G, Hammerstingl C, Schueler R, et al : Transcatheter Mitral Annuloplasty in Chronic Functional Mitral Regurgitation : 6-Month Results With the Cardioband Percutaneous Mitral Repair System. JACC Cardiovasc Interv 9 : 2039-2047, 2016
4) Hahn RT, Meduri CU, Davidson CJ, et al : Early Feasibility Study of a Transcatheter Tricuspid Valve Annuloplasty : SCOUT Trial 30-Day Results. J Am Coll Cardiol 69 : 1795-1806, 2017
5) Nickenig G, Kowalski M, Hausleiter J, et al : Transcatheter Treatment of Severe Tricuspid Regurgitation With the Edge-to-Edge MitraClip Technique. Circulation 135 : 1802-1814, 2017

循環器ジャーナル

▶ 2017年1月号 ［Vol.65 No.1　ISBN978-4-260-02942-1］

1部定価：本体4,000円＋税
年間購読 好評受付中！
電子版もお選びいただけます

特集 Clinical Scenarioによる急性心不全治療

企画：加藤真帆人（日本大学医学部内科学系循環器内科学分野）

主要目次

■I. 心不全総論：心不全の概念と診断法
心不全とは何か？／加藤真帆人
■II. 急性心不全総論：急性心不全の評価方法
Clinical Scenariosとは何か？／佐藤直樹
■III. Clinical Scenario 1：起坐呼吸を呈する急性心不全
なぜ起坐呼吸が生じるのだろう？／岸　拓弥
急性心不全の呼吸管理はこうする！／岡島正樹
■IV. Clinical Scenario 2：体液過剰を伴う急性心不全
Congestionとは何か？／猪又孝元
急性心不全治療薬としての利尿薬のエビデンス
　　／駒村和雄
■V. Clinical Scenario 3：低心拍出を伴う急性心不全
Low Cardiac Outputをどう診断するか？
　　／中村牧子、絹川弘一郎
急性心不全治療薬としての強心薬のエビデンス
　　／志賀　剛
■VI. Clinical Scenario 4：急性冠症候群（ACS）に伴う
　急性心不全
血行動態が破綻した心不全を伴うACSの治療戦略
　　／秋山英一、木村一雄
■VII. Clinical Scenario 5：右心不全
急性肺血栓塞栓症についてのエビデンス
　　／熊谷英太、福本義弘
急性肺血栓塞栓症を治療する／山田典一
■VIII. トピックス
心房細動を合併した急性心不全／金城太貴、山下武志
COPDを合併した急性心不全／大西勝也

医学書院　〒113-8719　東京都文京区本郷1-28-23　［WEBサイト］http://www.igaku-shoin.co.jp
［販売部］TEL：03-3817-5650　FAX：03-3815-7804　E-mail：sd@igaku-shoin.co.jp

認知症当事者は、
急性期病院でこんな体験をしているのかも…

あなたの患者さん，認知症かもしれません

急性期・一般病院におけるアセスメントから
BPSD・せん妄の予防，
意思決定・退院支援まで

小川朝生 国立がん研究センター先端医療開発センター精神腫瘍学開発分野長・東病院精神腫瘍科長（併任）

■本書の特徴
身体治療を提供する急性期病院で、認知症をもつ患者がどのような体験をするのか、どのような支援が望まれるのかをまとめた書。今まであまり触れられてこなかった認知症の当事者の体験、意思決定支援、心理的な苦痛についても取り上げた。特に意思決定支援は、患者の権利の擁護を考えるうえでも、もはや避けられないperson centered careの中心である。超高齢化社会の今こそ多くの医療関係者に読んでほしい書。

■目次
- 序章 今急性期病院で起きていること
- 1章 一般病院における認知症の問題
  ── 認知症は意外なところに潜んでいる
- 2章 急性期病院における認知症の問題の現れ方
- 3章 認知症を知る
- 4章 認知症の人が入院時に体験する苦痛・困難とは
- 5章 急性期・一般病院で求められる認知症ケアとは
- 6章 認知症・認知機能障害をアセスメントする
- 7章 認知機能障害に配慮したコミュニケーション
- 8章 認知症の人の痛みを評価する
- 9章 食事の問題
  ── 食欲不振に見える背景にある摂食困難を見落とさない
- 10章 行動心理症状（BPSD）の予防と対応
- 11章 認知症の人の治療方針を考える（意思決定支援）
- 12章 せん妄を予防しよう
- 13章 認知症の退院支援：ケアの場の移行を支える
- 14章 患者・家族への心のサポート、社会的支援を提供する

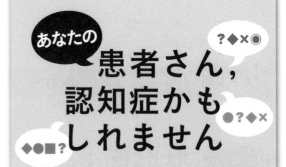

●A5 頁192 2017年
定価：本体3,500円＋税
[ISBN978-4-260-02852-3]

医学書院
〒113-8719 東京都文京区本郷1-28-23 ［WEBサイト］http://www.igaku-shoin.co.jp
［販売部］TEL：03-3817-5650　FAX：03-3815-7804　E-mail：sd@igaku-shoin.co.jp

次号予告

循環器ジャーナル 2018 Vol. 66 No. 3

特集

肺高血圧症 Cutting Edge

企画：渡邉裕司（浜松医科大学臨床薬理学講座/国立国際医療研究センター臨床研究センター）

I．総論

総論
佐藤 徹

II．肺高血圧症：何が原因か，なぜ原因となるのか？

遺伝的要因
三谷 義英

膠原病
桑名 正隆

心疾患（先天性シャント性心疾患と後天性左心系疾患）
八尾 厚史

呼吸器疾患や低酸素症
辻野 一三

慢性血栓塞栓症
山田 典一

III．肺高血圧症診断：診断のきっかけ，どんなサインが重要か？

見逃さないための症状，身体所見，
初診時検査（心電図，胸部XP，採血）
小川 愛子

エコー図
杉村 宏一朗

CTとMRI
中村 一文

呼吸機能検査と換気・血流シンチグラフィー
田邉 信宏

カテーテルを用いた検査
前川 裕一郎

IV．肺高血圧症治療：内科的治療と外科的治療，そして将来の治療

プロスタサイクリン製剤：経口薬，吸入薬，皮下注薬，静注薬，何を選択し，どのように治療するのか？　増量スピードを速めて高用量を使用すべきか否か？
大郷 剛

エンドセリン受容体拮抗薬：受容体選択性は考慮すべきか？　何を根拠に選択するのか？
江本 憲昭

PDE5阻害薬とsGC刺激薬：特徴と使い分け，何を根拠に選択するのか？
渡邉 裕司

CTEPH（慢性血栓塞栓性肺高血圧症）に対するBPA（バルーン肺動脈形成術）と肺動脈血栓内膜摘除術：どのような患者が対象か，それぞれのベネフィットとリスクは？
松原 広己

肺移植：いつ，どのように決定し，実施するのか
伊達 洋至

分子標的療法の現状と今後
片岡 雅晴

V．肺高血圧症のトピックスあるいはコントラバーシ

治療効果判断や予後予測の評価指標に
何を用いるべきか？
6MWD，mPA or sPA，複合指標？
武田 裕

Up-front combination あるいは Sequential combination，どちらがリーズナブルか？
波多野 将

Reverse remodeling は達成可能か？
阿部 弘太郎

レジストリー構築の意義，重要性，日本発のエビデンスを国際的ガイドラインへ反映させるために
田村 雄一

医療経済的観点から考察した肺高血圧症治療
五十嵐 中

編集委員(五十音順)

小室一成　東京大学大学院医学系研究科循環器内科学教授
清水　渉　日本医科大学大学院医学研究科循環器内科学分野大学院教授
福田恵一　慶應義塾大学医学部循環器内科教授

今後の特集テーマ(予定)

Vol. 66 No. 3　肺高血圧症 Cutting Edge
Vol. 66 No. 4　循環器救急の最前線—初期診療と循環管理を極める

年間購読のお申込みについて

・年間購読お申し込みの際は，最寄りの医書店または弊社販売部へご注文ください．
　また，弊社ホームページでもご注文いただけます．http://www.igaku-shoin.co.jp
　［お問い合わせ先］　医学書院販売部　電話：03-3817-5659

循環器ジャーナル Vol. 66 No. 2

2018年4月1日発行（年4冊発行）

本誌は，2017年に『呼吸と循環』誌をリニューアルしたものです．巻号はそのまま引き継ぎ，本誌と『呼吸器ジャーナル』の2誌に分けて継続発行いたします．

定価：本体 4,000 円＋税
2018年年間購読料（送料弊社負担）
冊子版 15,480 円＋税，電子版／個人 15,480 円＋税，冊子＋電子版／個人 20,480 円＋税

発行　株式会社　医学書院
　　　代表者　金原　俊
　　　〒113-8719　東京都文京区本郷 1-28-23

担当　吉冨・今田
　　　電話：編集室直通 03-3817-5703　　FAX：03-3815-7802
　　　E-mail：kotojun@igaku-shoin.co.jp　　Web：http://www.igaku-shoin.co.jp

振替口座　00170-9-96693

印刷所　三美印刷株式会社　電話 03-3803-3131

広告申込所　㈱文京メディカル　電話 03-3817-8036

ISBN　978-4-260-02949-0

Published by IGAKU-SHOIN Ltd. 1-28-23 Hongo, Bunkyo-ku, Tokyo ©2018, Printed in Japan.

・本誌に掲載された著作物の複製権・翻訳権・上映権・譲渡権・貸与権・公衆送信権（送信可能化権を含む）は㈱医学書院が保有します．
・本誌を無断で複製する行為（複写，スキャン，デジタルデータ化など）は，「私的使用のための複製」など著作権法上の限られた例外を除き禁じられています．大学，病院，診療所，企業などにおいて，業務上使用する目的（診療，研究活動を含む）で上記の行為を行うことは，その使用範囲が内部的であっても，私的使用には該当せず，違法です．また私的使用に該当する場合であっても，代行業者等の第三者に依頼して上記の行為を行うことは違法となります．
・JCOPY　〈出版者著作権管理機構　委託出版物〉
本誌の無断複製は著作権法上での例外を除き禁じられています．複製される場合は，そのつど事前に，出版者著作権管理機構（電話 03-3513-6969，FAX03-3513-6979，info@jcopy.or.jp）の許諾を得てください．
＊「循環器ジャーナル」は，株式会社医学書院の登録商標です．

「パニック値」が本文にも掲載され、ますます便利に！

TEST SELECTION AND INTERPRETATION
臨床検査データブック
LAB DATA 2017-2018

No.1 検査値判読マニュアル

監修 高久史麿
地域医療振興協会会長

編集 黒川 清
政策研究大学院大学名誉教授

春日雅人
国立国際医療研究センター理事長

北村 聖
国際医療福祉大学大学院教授

本書の特徴
- 「基準値」「パニック値」「目的」が見やすくなるよう本文デザインを改良！
- 「見逃してはならない異常値」「関連する検査」などの便利な見出し！
- 巻頭にカラー図譜（血液細胞・グラム染色・尿沈渣）を掲載！
- 検査項目ごとに詳解！異常値のでるメカニズム！
- 保険点数情報を収載！付録で包括点数もわかる！
- 判読・採取保存・薬剤影響などの注意事項！
- 主要疾患の検査データ！異常値・経過観察の検査など！
- 「医薬品添付文書情報 臨床検査値への影響」を収載！

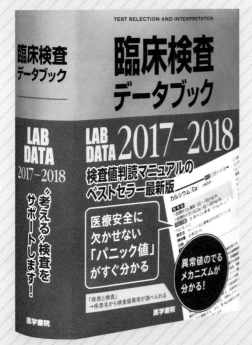

● B6　頁1104　2017年　定価：本体4,800円＋税　[ISBN978-4-260-02826-4]

小さいけれど、検査値ぎっしり詰まっています
臨床検査データブック
[コンパクト版] 第9版

臨床検査の必携書『臨床検査データブック2017-2018』から『コンパクト版第9版』が飛び出した！　いつでもどこでも必要になる検査を中心に、約200項目をセレクト掲載！　ポケットに入る大きさで、病棟、外来、実習など、常に携帯可能。あなたの臨床と学習をサポートします。

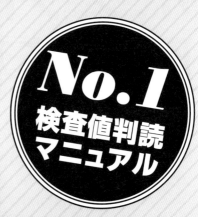

● 三五変型　頁406　2017年
定価：本体1,800円＋税　[ISBN978-4-260-03435-7]

医学書院　〒113-8719　東京都文京区本郷1-28-23　[WEBサイト] http://www.igaku-shoin.co.jp
[販売部] TEL：03-3817-5650　FAX：03-3815-7804　E-mail：sd@igaku-shoin.co.jp

ハンディで便利な医学英和辞典。
海外の文献を読みこなす際に傍らに置きたい

ポケット医学英和辞典

第3版

編集　泉 孝英［京都大学名誉教授］

海外の文献を読みこなす際に役立つポケットサイズの英和辞典が15年ぶりに全面改訂。医学用語を中心に、薬学や検査・看護用語なども幅広く収載。また重要な単語には訳語だけでなく解説も付し、実用性も満点。歴史的に意味のある用語や医学文献で汎用される一般用語・略語も可能な限り収載した。また、ノーベル賞受賞者を中心に人名も充実している。ポケットサイズでありながら強力な味方となる英和辞典。収録語数は7万語。

Pocket Medical Dictionary Third Edition
泉 孝英 *Takateru Izumi*

ポケット医学英和辞典 第3版

全面改訂版　すべての医療関係者必携
最新の医学を読み解く！
"持ち歩ける"
医学英和辞典　収録語数7万語

医学およびその近接領域から幅広く採録
・分子生物学，薬学（薬剤），臨床検査，看護，化学，動植物学などの諸領域をカバー
・最新の用語を含め，コンパクトに解説

● 新書版　頁1282　2017年
定価：本体5,000円＋税
［ISBN978-4-260-02492-1］

収録方針（抜粋）

1. 海外の書籍・雑誌，各学会の用語集などから選んだ．
2. 現在でも使用されることのあるラテン語，ドイツ語なども採録した．
3. 用語には訳語を添え，必要な場合は簡単な解説，読み仮名もつけた．
4. 用語の主体は名詞，形容詞であるが，動詞も加え，若干の用例をつけた．
5. 用語は医学，薬学，歯学，看護，介護などの医学・医療領域，およびこれらに関連する生物学，分子生物学，化学などの基礎科学領域に及ぶ．
6. 薬剤名の記載を充実し，薬剤用語集としての活用をも図った．
7. 疾患・症候群名，検査法名などに記載されている人物，またノーベル賞受賞者，ラスカー・ドゥベーキ臨床医学研究賞受賞者についての記載を設けて，世界医学人名事典としての活用をも期した．

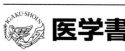
医学書院

〒113-8719　東京都文京区本郷1-28-23　［WEBサイト］http://www.igaku-shoin.co.jp
［販売部］TEL：03-3817-5650　FAX：03-3815-7804　E-mail：sd@igaku-shoin.co.jp

毎年全面新訂。信頼と実績の治療年鑑

今日の治療指針 TODAY'S THERAPY 2018
私はこう治療している

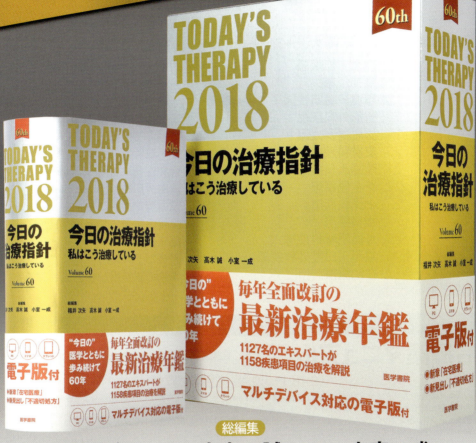

総編集
福井次矢 （聖路加国際病院・院長）
高木 誠 （東京都済生会中央病院・院長）
小室一成 （東京大学大学院教授・循環器内科学）

好評発売中

1,158疾患項目は、すべて毎年全面書き下ろし

本書購入特典 web電子版付

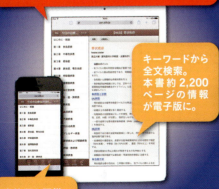

キーワードから全文検索。本書約2,200ページの情報が電子版に。

書籍版と同様、診療領域（章）から検索。

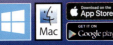
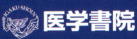

2018年版の特長
- 第27章「在宅医療」を新設。
- 新見出し「不適切処方」を主な疾患項目に掲載し、薬物療法の注意点を解説。

本書の特長
- 日常臨床で遭遇するほぼすべての疾患・病態に対する治療法が、この1冊に
- 大好評の付録「診療ガイドライン」：診療ガイドラインのエッセンスと利用上の注意点を簡潔に解説

- デスク判（B5） 頁2192 2018年 定価：本体19,000円＋税
  [ISBN978-4-260-03233-9]
- ポケット判（B6） 頁2192 2018年 定価：本体15,000円＋税
  [ISBN978-4-260-03234-6]

医学書院

『今日の治療指針 2018年版』

総編集
福井次矢／髙木　誠／小室一成

責任編集（五十音順）
赤司浩一／赤水尚史／石竹達也／一瀬雅夫／金子一成／上條吉人／川越正平／神田　隆／木村　正／久志本成樹／楠田　聡／上阪　等／坂本泰二／巽浩一郎／田中　栄／筒井裕之／戸倉新樹／永田　真／夏目長門／丹生健一／深川雅史／藤田次郎／堀江重郎／丸山治彦／水野雅文／持田　智／行岡哲男／吉岡成人

主要目次

第60巻記念企画
総編集者が選ぶ これからの医療がわかる10大テーマ

1. 救急医療
2. 中毒性疾患
3. 感染症
4. 原虫症, 寄生虫症
5. 呼吸器疾患
6. 循環器疾患
7. 消化管疾患
8. 肝・胆・膵疾患
9. 腎疾患
10. 血液疾患
11. 代謝疾患
12. 内分泌疾患
13. アレルギー疾患
14. 膠原病および類縁疾患
15. 神経・筋疾患
16. 精神疾患
17. 環境・職業性因子による疾患
18. 整形外科疾患
19. 泌尿器科疾患
20. 皮膚科疾患
21. 産婦人科疾患
22. 新生児疾患
23. 小児科疾患
24. 眼科疾患
25. 耳鼻咽喉科疾患
26. 歯科・口腔外科疾患
27. 在宅医療

付録
抗菌薬による感染症の外来治療
予防接種（ワクチン）の種類・接種時期一覧
高齢者の薬物療法
妊婦・授乳婦への薬物療法と海外リスク分類
肝・腎障害時の薬物療法の注意点
緩和医療における薬物療法
皮膚外用薬の使い方
漢方製剤の使い方
薬物治療モニタリング（TDM）
臨床検査データ一覧
診療ガイドライン
薬物の副作用と相互作用（電子版でご覧頂けます）

添付文書を網羅。さらに専門家の解説を加えた治療薬年鑑

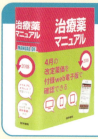

治療薬マニュアル2018
監修 髙久史麿／矢﨑義雄　　**編集** 北原光夫／上野文昭／越前宏俊

ハンディサイズ本では唯一「使用上の注意」をすべて収録

● 収録薬剤数は約2,300成分・18,000品目。2017年に収載された新薬を含むほぼすべての医薬品情報を収載。
● 添付文書に記載された情報を分かりやすく整理し、各領域の専門医による臨床解説を追加。
● 医薬品レファレンスブックとして、医師・薬剤師・看護師ほかすべての医療職必携の1冊。
● 電子版は、2018年4月（予定）の薬価改定に対応。

B6　頁2752　2018年
定価：本体5,000円＋税
[ISBN978-4-260-03257-5]

 両書籍とも
購入特典・web電子版付

 セット購入により、
web電子版で2冊がリンク

● 本書に掲載されている薬剤の詳細情報を『治療薬マニュアル2018』へのリンクで瞬時に参照。
● 『治療薬マニュアル2018』に収録されている各薬剤について、それらを掲載している本書の疾患項目を瞬時に参照。

※web電子版は、本書を購入された方が無料で利用できるサービスです。
※閲覧期限は2019年1月末までとなります。
※2018年1月からご覧いただけるデータは、両書籍とも2017年版のものです。2018年版のデータをご覧いただけるようになるのは、2018年3月末の予定です。

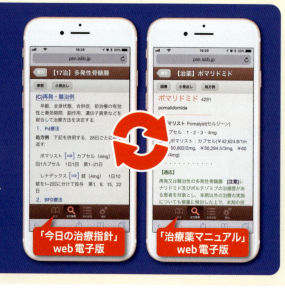

 医学書院

〒113-8719 東京都文京区本郷1-28-23　[WEBサイト] http://www.igaku-shoin.co.jp
[販売部] TEL：03-3817-5650　FAX：03-3815-7804　E-mail：sd@igaku-shoin.co.jp

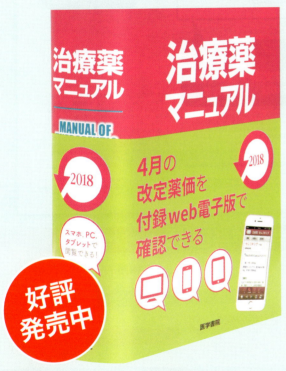

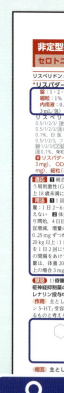

添付文書情報＋オリジナル情報が充実した、ポケット判医薬品集

Pocket Drugs 2018

処方のエビデンス！ 2018
実践的な 選び方・使い方
フルカラーで調べやすい
処方の根拠がわかる
主な内服薬の写真を掲載

監修 福井次矢 聖路加国際病院・院長

編集 小松康宏 群馬大学大学院教授・医療の質・安全学
渡邉裕司 浜松医科大学教授・臨床薬理学／
国立国際医療研究センター・臨床研究センター長

治療薬を薬効ごとに分類し、第一線で活躍する臨床医による「臨床解説」、すぐに役立つ「選び方・使い方」、薬剤選択・使用の「エビデンス」を、コンパクトにまとめた。欲しい情報がすぐに探せるフルカラー印刷で、主要な薬剤は製剤写真も掲載。臨床現場で本当に必要な情報だけをまとめた1冊。

● A6 頁1088 2018年 定価：本体4,200円＋税
[ISBN978-4-260-03196-7]

CONTENTS
- 精神
- 神経
- 循環器
- 呼吸器
- 消化器
- 腎・泌尿器
- 産婦人科
- 内分泌・代謝
- 血液
- 癌
- 抗炎症・アレルギー
- 感染症
- 眼科
- 耳鼻科
- 皮膚科
- 救急
- 漢方
- その他の医薬品
- 事項索引
- 薬効索引
- 薬剤索引

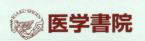
医学書院